AF536707

INTERVALLFASTEN 16:8 FÜR FRAUEN

Wie Sie durch intermittierendes Fasten ganz einfach und gesund abnehmen - Ohne Hunger und Verzicht zum Traumkörper - inkl. Rezepte & Ernährungsplan von Experten

INHALT

Vorwort

In diesem Buch erfahren Sie alle Vorteile des Intervallfastens für sich und Ihren Körper. Vielleicht haben auch Sie schon einmal mit dem Gedanken gespielt, Ihre Ernährung umzustellen? Sie sind unzufrieden mit Ihrem Gewicht, haben gewisse körperliche Probleme oder haben allgemein einfach genug von dem Überfluss an Essen? Das Intervallfasten kann Ihnen helfen, Gewicht zu verlieren und körperliche Probleme zu verringern. Doch vielleicht fällt es auch Ihnen schwer, alte Gewohnheiten abzulegen. Wie Sie am besten vorgehen, um alte Gewohnheiten durch die Neuen zu ersetzen, und worauf Sie bei der Gewohnheitsänderung achten müssen, erfahren Sie hier.

Sollten Sie das Intervallfasten schon für sich entdeckt haben, haben sich bei Ihnen aber bis jetzt noch keine sichtbaren und spürbaren Erfolge abgezeichnet, erfahren Sie hier außerdem, wie Sie das Intervallfasten richtig durchführen sollten und welche Fehler häufig gemacht werden, wodurch schließlich keine Erfolge bemerkbar werden. Das Intervallfasten ist keine Crash-Diät.

Es ist eine dauerhafte Ernährungsform und sollte auch als diese betrachtet werden. Es gibt unterschiedliche Intervall-Fasten-Methoden, die Ihnen hier erklärt werden. Worauf Sie also bei der Durchführung achten sollten und auf welche Lebensmittel Sie im Idealfall zurückgreifen, lesen Sie hier. Sie erfahren hier außerdem, wie Sie lernen können, Heißhungerattacken abzuwenden, welche direkten Auswirkungen das Intervallfasten auf Ihren Körper besitzt und wie die Funktionsweise des weiblichen Stoffwechsels auch in Bezug auf die Fettverbrennung funktioniert. Die Unterschiede des Organismus von Mann und Frau sind doch verschiedener, als manche vielleicht denken. Welche Unterschiede das sind und worauf Sie achten müssen, wird Ihnen hier nähergebracht.

Vielleicht haben Sie schon von dem Intervallfasten gehört, haben aber gewisse Vorurteile? Ja, auch in diesem Bereich gibt es Vorurteile und

Mythen. In diesem Buch erfahren Sie zudem, was an diesen Mythen und Vorurteilen dran ist und was nicht der Wahrheit entspricht. Zum Schluss finden Sie meinen persönlichen Erfahrungsbericht sowie einige Tipps, die Sie nutzen und zur Hilfe nehmen können, damit Ihnen die Umstellung besser gelingt. Außerdem werden zum Schluss Beispiele für Wochenpläne sowie Beispielrezepte gezeigt, damit Sie sich ein Bild davon machen können, wie die Ernährung während des Intervallfastens ablaufen kann.

Intervallfasten – was ist das eigentlich?

Intervallfasten oder auch intermittierendes Fasten genannt, ist die regelmäßige Pause der Nahrungsaufnahme. Diese Essenspausen können über mehrere Stunden oder über einen Tag hinweg sein. Die beliebteste Methode ist allerdings die 16:8-Methode, bei der 16 Stunden gefastet wird und über einen Zeitraum von 8 Stunden Nahrung zu sich genommen werden kann. Im Allgemeinen wurde so eine ähnliche Form des Intervallfastens bereits von Hippokrates, dem griechischen Arzt 460-370 v. Chr., erforscht.

Durch das kurzzeitige Ausbleiben der Nahrung ist es dem Körper möglich, die Zellreinigung sowie den Fettstoffwechsel und auch den Zuckerstoffwechsel zu verbessern. Krankheiten können so verhindert oder vorgebeugt werden. Dieser Prozess nennt sich Autophagie oder auch Autophagozytose und wurde von dem japanischen Zellbiologen Yoshinori Ohsumi im Jahr 2016 entdeckt. Hierfür wurde ihm sogar der Nobelpreis für Medizin verliehen. Von da an wird und wurde intensiv geforscht, was für eine Bedeutung dieser Prozess der Autophagie für den Körper hat. Mittlerweile ist bekannt, dass dieser Prozess Stoffwechselvorgänge und die Herz-Kreislauf-Gesundheit verbessert und sogar in der Lage ist, Entzündungen zu hemmen. Außerdem ist dieser Prozess wie eine Art Notfallsystem während Hungerperioden. Bei der Autophagie werden bestimmte Proteine und beschädigte Zellbestandteile abgebaut und als eine Art Brennstoff verwendet.

Es soll außerdem den Alterungsprozess verlangsamen und vor oxidativem Stress schützen. Findet dieser Prozess nicht statt, lagert sich der zelluläre Müll in den Zellen ab, wodurch die korrekte Funktion behindert wird. Nicht zu verwechseln ist das Intervallfasten jedoch mit einer Nulldiät, mit dem modifizierten Fasten, bei dem eine Mindestmenge an Nährstoffen verzehrt wird, oder dem Heilfasten. Auch hat diese Fastenmethode nichts mit dem religiösen Fasten, wie zu Ramadan, zu tun. Wichtig zu wissen ist zudem, dass das

Intervallfasten eine dauerhafte Ernährungsform ist und nicht nur kurzweise durchgeführt wird. In der heutigen Zeit ist es ganz normal, dass überall ein sehr großes Angebot an zahlreichen Lebensmitteln besteht. Es gibt alles, was das Herz begehrt und das im Überfluss. Dies lockt die meisten Menschen immer dann etwas zu essen, wenn sie das Gefühl besitzen, Hunger zu haben, obwohl es lediglich nur ein kleiner Appetit ist. Dieses Verhalten ist für den Körper auf Dauer nicht gesund und es können körperliche Probleme entstehen.

Die Urahnen des Menschen jedoch waren Jäger und Sammler. Sie mussten ihr Essen also jagen und sammeln, wodurch es immer mal wieder Tage gab, wo sie ohne Nahrung auskommen mussten oder nur sehr wenig zu essen hatten. Dies jedoch ist nicht so dramatisch, wie Sie vielleicht empfinden. Fällt ein Tag die Nahrung weg, entlastet es den Körper. Er kann sich so in vollem Maße mit dem Abbau von Stoffwechselprodukten und der Reinigung beschäftigen. Erst als der Mensch gelernt hat, wie er Ackerbau und Viehzucht betreibt, wurden diese natürlichen Fastentage immer seltener. Das Intervallfasten setzt hier an. Sie können es somit als eine Imitierung der damaligen Essensgewohnheiten betrachten.

Diese Auswirkungen hat das Fasten auf Ihren Körper

Das Intervallfasten hat auf Ihren Körper unterschiedliche positive Auswirkungen. Nachdem Sie sich für eine der Varianten entschieden haben, besitzen diese allerdings alle ein Ziel: Die Entschlackung und Entgiftung des Körpers zu verbessern und über einen gewissen Zeitrahmen auf Nahrung zu verzichten. So können sich während der Fastenzeit Fettdepots auflösen und bestimmte Risikofaktoren für die Entstehung von ernsthaften Erkrankungen oder Leiden verringern. Vor allem das viszerale Fett, welches sich direkt in der Körpermitte ansammelt, stellt einen großen Risikofaktor dar und lässt sich besonders leicht an dem sehr strammen Kugelbauch oder auch Bierbauch erkennen. Dieses Fett liegt direkt um die Organe, wodurch ständig Entzündungsstoffe produziert werden. Anderes Körperfett, welches sich unter der Haut befindet, ist optisch gesehen natürlich auch nicht schön, allerdings stellt es für die Gesundheit ein nicht so großes Problem dar, weil es keine Auswirkung auf die Organe besitzt. Durch das Intervallfasten wird das viszerale Fett reduziert und mit ihm die dazugehörigen Risiken.

Doch auch Diabetes kann hierdurch vorgebeugt werden. Sind Ihre Blutzuckerwerte ständig erhöht, kann dies ein Hinweis auf Prädiabetes sein. Die Blutzuckerwerte sind erhöht, haben aber noch nicht die typische Diabeteshöhe erreicht. Auch für Typ-2-Diabetes lohnt sich das Intervallfasten ungemein. Besteht bereits eine Insulinresistenz, bei der sich die Zellen für den Energielieferanten Insulin nicht mehr öffnen, wird sowohl der Zucker als auch das Insulin im Blut angereichert, wodurch die Gefäße und Organe geschädigt werden. Es ist jedoch ungemein wichtig, dass Sie, wenn Sie an Diabetes leiden, vorher unbedingt mit Ihrem behandelnden Arzt darüber sprechen. Dieser wird Ihnen zur Seite stehen und Ihre Therapie immer wieder an Ihre Bedürfnisse anpassen. Durch die längere Essenspause können die Zellen

Ihre Insulinempfindlichkeit wieder etwas erhöhen, was zu einem schnelleren Blutzuckerabbau führen kann. Ebenso kann es die Bauchspeicheldrüse anregen, wodurch die Insulinproduktion angeregt wird.

Der Grund für die Entstehung von Diabetes aber auch für Herz-Kreislauf-Erkrankungen oder Arteriosklerose kann zudem eine Fettleber sein. Die Ursachen für eine Fettleber wiederum sind Alkohol, Zucker, Fett mit dazugehöriger mangelnder Bewegung. In Deutschland leidet jeder Fünfte an einer nicht-alkoholischen-Fettleber. Das Intervallfasten hilft, das in der Leber festgesetzte Fett loszuwerden, denn durch dieses Intervall stellt der Körper auf den Fettstoffwechsel um.

Ebenso ein großer Pluspunkt bei diesem Essensrhythmus ist, dass durch das Ausbleiben der ständigen Nahrung deutlich weniger Schadstoffe und Zwischenprodukte in der Leber abgelagert werden. Doch dies ist noch nicht alles. Selbst auf Ihr Gehirn hat das Intervallfasten eine Wirkung. Der oxidative Stress der Zellen verringert sich, wodurch auch die Risiken, die mit dem oxidativen Stress einhergehen, verringert werden. Doch auch die motorischen Fähigkeiten sowie die Merk- und Lernfähigkeit nehmen wieder zu. Der Grund hierfür ist, dass der Körper sich von schädlichen Stoffen und Abfallprodukten befreit und nicht durch die ständige Nahrungsaufnahme immer wieder mit diesen Stoffen konfrontiert wird. Dass durch das Intervallfasten der Fettabbau stimuliert wird, wissen Sie ja bereits. Doch auch Schlaganfälle, Herzinfarkte und Arteriosklerose können dadurch vorgebeugt und das Risiko verringert werden. So spricht man von dem metabolischen Syndrom, wenn die Risikofaktoren wie Übergewicht, vor allem jedoch viszerales Bauchfett, eine Fettstoffwechselstörung, zu hohe LDL-Cholesterinwerte und zu geringe HDL-Werte sowie Bluthochdruck und ein erhöhter Blutzucker gegeben sind. Die Gesundheit der Menschen bleibt immer mehr auf der Strecke, sodass in Deutschland bereits jeder Dritte davon betroffen und damit stark gefährdet ist, einer dieser Folgekrankheiten zu bekommen.

Durch das Intervallfasten sinken die zu hohen Blutfette, wodurch sich der Blutdruck wieder normalisieren kann. Übergewicht wird reduziert, die Gesundheit verbessert sich und das Risiko verringert sich.

Doch auch auf den Darm besitzt das Intervallfasten positive Auswirkungen. Damit dieser die guten Bakterien im ausreichenden Maße aufbauen kann, sind nicht nur präbiotische/probiotische Mittel notwendig, sondern auch Phasen, in denen der Darm zur Ruhe kommen kann. Sollten Sie sich für das Intervallfasten entscheiden, weil Sie gerne ein paar überflüssige Kilos verlieren wollen, kann Ihnen diese Methode gleich auf zwei Weisen helfen. Zum einen natürlich - wie schon erwähnt - die Fettreduktion und zum anderen durch die Appetitkontrolle. Sobald sich der Körper auf die neue Essgewohnheit eingespielt hat, werden Sie nicht nur weniger an das Essen denken, sondern Sie werden auch weniger Appetit haben. Der Grund hierfür ist, dass sich das Hungerhormon Ghrelin normalisiert. Zum anderen ist der Körper wieder in der Lage, sensibler auf das Hormon Leptin zu reagieren, welches die Fettverbrennung anregt und den Appetit zügelt. So können Sie nach der Gewöhnungsphase wieder richtigen Hunger verspüren.

Sie sollten allerdings auf das Intervallfasten verzichten, wenn Sie schwanger, unter 18 Jahre alt sind oder auf eine andere Art darauf angewiesen sind, regelmäßig Nahrung zu sich zu nehmen (beispielsweise durch die Einnahme von Medikamenten). Dazu aber später mehr.

Intervallfasten bei Fibromyalgie

Fibromyalgie ist eine noch recht unerforschte chronische Schmerzkrankheit. Das Wort ist vom lateinischen Wort fibra – Faser und von dem griechischen Wort mys – Muskel sowie algesis – Schmerz abgeleitet. Somit können Sie diese Erkrankung auch als Muskel-Faser-Schmerz bezeichnen, kurz FMS. Betroffen sind hierbei vor allem die Muskel- und Sehnenansätze. Die Patientinnen und Patienten werden häufig nicht richtig ernst genommen, wodurch sie zudem meist Fehldiagnosen erhalten und die eigentliche Krankheit lange unentdeckt bleibt. So wird die Fibromyalgie häufig mit Rheuma verwechselt, da die Symptome nicht immer klar nachzuweisen sind. Frauen erkranken an der Fibromyalgie häufiger als Männer. Wurde die Erkrankung schließlich diagnostiziert, wird versucht, die Symptome zu verringern, denn heilbar ist sie leider nicht. Mit Physiotherapie, bestimmten Entspannungsübungen und dem richtigen Sport kann jedoch Linderung erreicht werden. Auch Intervallfasten ist bei der Fibromyalgie-Behandlung ein wichtiger Punkt. Die Symptome der FMS sind vielfältig. So können neben den klassischen Muskel- und Sehnenschmerzen unter anderem auch Kopfschmerzen, Schlafstörungen und Erschöpfung sowie Nervosität, depressive Verstimmungen oder auch Beinkrämpfe auftreten. In der Vergangenheit wurde beobachtet, dass das Fasten einen positiven Effekt auf Schmerzen hat und so ein wichtiger Aspekt in der Schmerzbehandlung sein kann. In den Jahren 2005 und 2013 wurde von Prof. Dr. Andreas Michalsen in einer Studie festgestellt, dass das Intervallfasten bei der Fibromyalgie-Therapie wirksam ist. Es muss allerdings angemerkt werden, dass die Ausgangsbedingungen der einzelnen Patienten sehr unterschiedlich waren.

Vor allem, weil die Symptome und Beschwerden der einzelnen Patienten stark variieren können, ist es den Forschern allerdings noch nicht möglich, allgemein konkrete Rückschlüsse zu ziehen. In anderen Studien von Dr.

Michalsen im Jahr 2006 zum Thema chronische Schmerzen wurde festgestellt, dass das Fasten zusammen mit der Schmerztherapie einen positiven Einfluss auf die Stimmung, die Zufriedenheit und das Gewicht besitzt. Die Gruppe, welche während der Studie unter ärztlicher Aufsicht intervall-gefastet hat, behielt diese Ernährungsweise auch nach der Entlassung der Klinik bei. Wichtig zu erwähnen ist, dass es sich hierbei jedoch nicht um die 16:8-Methode gehandelt hat, sondern um eine extremere Form. Monate nachdem die Patienten entlassen wurden, konnte noch immer eine Verbesserung der Beschwerden festgestellt werden. Auch eine erhöhte Lebensqualität wurde erzielt. Die Untersuchung in Bezug auf chronische Schmerzen lässt sich zwar nicht 1:1 auf die FMS-Therapie beziehen, allerdings bietet sie den Betroffenen Grund zur Hoffnung und ist damit dennoch ein positives Ergebnis.

Da die Betroffenen durch die Krankheit häufig sehr eingeschränkt sind oder sehr starke Schmerzen haben, ist dies eine wirklich gute zusätzliche Methode, um die Schmerzen zu reduzieren. Sollten Sie an solchen Beschwerden wie den Symptomen der Fibromyalgie leiden, probieren Sie es einfach aus. Kombiniert mit den physiotherapeutischen Behandlungen, können Sie vielleicht endlich eine Linderung verspüren. Sie sollten dennoch, bevor Sie das Intervallfasten umsetzen, im Vorfeld mit Ihrem behandelnden Arzt oder Ihrem Physiotherapeuten darüber sprechen. Diese stehen Ihnen helfend und unterstützend zur Seite.

Intervallfasten bei Migräne

Vielleicht denken Sie jetzt, dass Fasten bei Migräne keine gute Idee ist. Bei Migräne sollte dem Körper regelmäßig die wichtigen Nährstoffe zur Verfügung stehen. Wird nun die Nahrung weggelassen, fehlen diese Nährstoffe und der Blutzuckerspiegel sinkt ab, was in manchen Fällen der Auslöser für die Migräne ist. Allerdings gibt es Studien und Untersuchungen, die genau das Gegenteil beweisen.

Die richtige Methode des Intervallfastens, mit den richtigen Nahrungsmitteln kombiniert, kann Linderung verschaffen. Grundsätzlich ist es nämlich so, dass die Ernährung Einfluss auf allgemeine Kopfschmerzen und Migräne hat. Ebenso gibt es bestimmte Lebensmittel, auf die Sie lieber verzichten sollten - wie zum Beispiel zuckerhaltige Lebensmittel. Da es sich bei dem Intervallfasten nicht um einen grundsätzlichen Nahrungsverzicht handelt, sondern um eine bewusste und ausgewogene Nahrungsaufnahme, wodurch eine Entschlackung des Körpers einhergeht, kann sich dies positiv auf die Migräneanfälle auswirken. Sie sollten dennoch die Fastenphase nicht länger als 16 Stunden durchführen. Andererseits gilt bei Migräne, dass Hungerphasen möglichst verhindert werden sollten, da das Nervensystem regelmäßig mit den Nährstoffen und Energie versorgt werden muss. Grundsätzlich ist es also so, dass Sie während der Essensphase durch die richtige Auswahl an Nahrungsmitteln und die Reduzierung von Triggerfaktoren es schaffen können, dass die Migräne seltener oder gar nicht mehr auftritt.

Wichtig zu erwähnen ist, dass wenn Sie unter regelmäßiger Migräne leiden, Sie vor Beginn des Intervallfastens mit Ihrem Arzt sprechen und dann unter der ärztlichen Aufsicht das Intervallfasten durchführen sollten. Außerdem sollten Sie hiermit langsam anfangen und Ihren Körper nach und nach an die Umstellung gewöhnen, damit dieser keine Stresshormone ausschüttet. Denn gerade bei dieser Umstellung kann es sonst zu Kopfschmerzen und Migräne kommen. Belassen Sie es außerdem bei drei oder sogar vier Mahlzeiten die so ausgewogen wie möglich sind, aber dafür dann etwas kleiner, als wenn Sie nur zwei Mahlzeiten pro Tag hätten. Außerdem sollten Sie sich nicht für eine extremere Form des Intervallfastens entscheiden, sondern es bei der 12-Stunden oder der 16:8-Methode belassen. Sorgen Sie außerdem für ein gutes Stressmanagement.

Nebenwirkungen und wer lieber auf Intervallfasten verzichten sollte

Bei einer Umstellung einer jahrelangen Essgewohnheit kann es sein, dass Ihr Körper es Ihnen mit bestimmten Symptomen quittiert. So kann es sein, dass Sie auf einmal etwas Mundgeruch oder Verdauungsprobleme bekommen. Auch stellt sich häufiger Müdigkeit ein oder der Blutzuckerspiegel sinkt schneller ab als für gewöhnlich, was zur Folge hat, dass Sie wieder Hunger bekommen. Diese Symptome klingen aber nach den ersten Tagen wieder ab. Geben Sie sich selbst und Ihrem Körper die Zeit für die Umstellung und gehen Sie die ganze Sache langsam an. Jedoch gibt es auch Gruppen, die lieber auf das Intervallfasten verzichten sollten. Darunter fallen vor allem Schwangere und stillende Frauen.

Während der Schwangerschaft ist der Kalorienbedarf höher als normal und wird immer größer, je weiter die Schwangerschaft vorangeht. Sollte Intervallfasten dennoch praktiziert werden, kann dies zu einem geringeren Geburtsgewicht des Kindes führen. Es hat somit nicht nur Auswirkungen auf den Körper der Mutter, sondern unweigerlich auch auf das ungeborene Kind und ist daher dringend abzuraten. Die stillenden Frauen benötigen pro Tag etwa 500 Kalorien mehr als sonst.

Wer trotzdem intervallfastet, riskiert weniger Milch zu haben und sich ständig müde zu fühlen. Aber auch wer versucht schwanger zu werden, sollte lieber darauf verzichten, da es immer sein kann, dass die Hormone mit beeinflusst werden und sich die Wahrscheinlichkeit, schwanger zu werden, verringert. Die Frauen, die unter chronischem Stress leiden, haben meistens einen zu hohen Cortisolwert im Blut. Das Cortisol wird unter anderem immer dann ausgeschüttet, wenn der Körper in Stress gerät. Fangen Sie zu Ihrem normalen hohen Stresslevel dann noch das Intervallfasten an, kann dies Ihren

Körper noch mehr belasten. Es wird noch mehr Cortisol ausgeschüttet und die Infektanfälligkeit nimmt zu. Doch auch wenn Sie an einer Essstörung leiden oder gelitten haben, sollten Sie darauf verzichten. Nehmen Sie blutzuckersenkende Medikamente ein, sollten Sie vorher unbedingt mit Ihrem behandelnden Arzt darüber sprechen. Praktizieren Sie ohne Absprache Ihres Arztes das Intervallfasten, gehen Sie das bestehende Risiko ein, dass der Blutzucker so weit absinkt, dass Sie in ein Koma fallen. Ihr Arzt kann Sie jedoch bei der Umsetzung unterstützen und die Medikamente immer wieder neu auf Ihre Ansprüche anpassen.

Allgemein kann man außerdem sagen, dass Sie, wenn Sie an Psychosen oder Erschöpfungszuständen leiden, Depressionen oder Untergewicht haben, an Herzkrankheiten oder HIV leiden oder aber auch eine Kortison-Therapie machen, lieber auf das Intervallfasten verzichten.

Die Funktionsweise des weiblichen Stoffwechsels

Der Stoffwechsel von Mann und Frau besitzt in den meisten Körpervorgängen die gleiche Funktionsweise. Und dennoch gibt es zwischen den beiden Geschlechtern einige Unterschiede, was den Stoffwechsel und dessen Funktion betrifft. So gilt es auch heute noch, dass Frauen länger leben als Männer. Doch warum ist das eigentlich so? Derzeit liegt die Altersspanne der beiden Geschlechter bei 4,2 Jahren. Forscher gehen davon aus, dass im Jahr 2050 Frauen 4,8 Jahre länger leben als die Männer. Einer der Gründe hierfür mag sein, dass Männer im Vergleich zu den Frauen eine 3 Mal so hohe Wahrscheinlichkeit haben, an Gefäßerkrankungen zu erkranken. Sind die Gefäßwände beschädigt oder in irgendeiner Form mit betroffen, können unter anderem Stickstoffoxid, also NO, entstehen und gebildet werden. Dieses Stickstoffoxid steuert wiederum die Gefäßweitung oder auch Vasodilatation genannt. Hier kommt das Östrogen, das weibliche Geschlechtshormon, ins Spiel. Dieses Hormon wird logischerweise bei der Frau in deutlich höheren Mengen produziert als beim Mann. Dieses Hormon fördert die Stickoxidbildung und ist damit eine Art Schlüssel der Gefäßgesundheit. Hormonell gesehen haben Frauen also in diesem Bereich einen großen Vorteil. Die Endotheldysfunktionen beginnen bei Männern im Schnitt 10 Jahre vorher als bei Frauen. Zum Verständnis: Ein Endothel ist eine Zellschicht, welche sich an der Innenseite der Lymph- und Blutgefäße befindet. Eine Dysfunktion beschreibt demnach die Funktionsstörung des Endothels und umfasst damit auch alle seine Funktionsbereiche. Dazu gehört auch die Gefäßweitenregulation. Diese Endotheldysfunktion spielt eine sehr große Rolle bei der Entstehung und den Prozessen der Arteriosklerose, also der Arterienverkalkung. Durch die höhere Östrogenproduktion bei Frauen tritt so eine Dysfunktion seltener auf und beginnt in den meisten Fällen dann auch erst Jahre später. Doch auch was die Immunkompetenz angeht, sind Frauen im Vorteil. Der weibliche Körper produziert Antikörper besser als der männliche. Dies wiederum führt zu einer höheren Immunglobulin M-Konzentration im Blut, kurz auch IgM-Konzentration.

Die Antikörper sind Abwehrstoffe, welche sich im Falle des Eintritts von Krankheitserregern an diese andocken. Haben sich die Antikörper an so einen Erreger angedockt, entsteht eine Immunantwort des Körpers, sodass die Monozyten und die Makrophagen, also die Fresszellen des Körpers, diesen Erreger zerstören. Daher kann man sagen, dass Frauen im Vergleich zu den Männern in Bezug auf Viren und Bakterien besser geschützt sind. Auch was den oxidativen Stress angeht sind Frauen besser gewappnet. Von oxidativem Stress wird gesprochen, wenn die freien Radikalen höher sind als die Antioxidantien. Dieser oxidative Stress wirkt sich auf die Zellen aus und schädigt diese. Auch das Erbgut kann hierdurch geschädigt werden. Dies passiert bei Männern rund viermal häufiger als bei Frauen, denn der weibliche Körper produziert zudem eine höhere Menge von Glutathionperoxidase.

Dies ist ein antioxidativ wirkendes Enzym. Die höhere Produktion dieses Enzyms lässt sich wieder auf die Östrogenkonzentration zurückführen. Der weibliche Körper reagiert im Vergleich zum männlichen Körper ebenso sensitiver auf Insulin. Das bedeutet, damit Glukose aus dem Blut in die Zellen gelangen kann, benötigen die Zellmembranen weniger Insulin. Ärzte und Forscher vermuten auch hier, dass die Sensitivität durch das Östrogen beeinflusst wird. So zeigen Frauen in der Menopause, die Östrogene zu sich genommen haben, eine bessere Insulinsensitivität als zu Beginn der Östrogen-Therapie. Noch sind sich die Ärzte noch nicht ganz sicher, welche Rolle das Östrogen genau in diesem Zusammenhang übernimmt. Vermutet wird jedoch, dass das Östrogen positiv auf die Singalproteine wirkt. Das bedeutet, das Insulin verbindet sich mit einem passenden Rezeptor, wenn es die Zelle erreicht. Die Signalproteine sorgen dafür, dass unterschiedliche Signale geschaltet werden, damit der Glukosetransporter – kurz GLUT-4 – zu der Membran gelangt und die Glukose in die Zelle aufgenommen werden kann. Auf diesen Prozess scheint das Östrogen positiven Einfluss zu besitzen.

Der weibliche Stoffwechsel in Bezug auf Diäten und intermittierendes Fasten

Auch was den Gewichtsverlust bzw. die Fettverbrennung angeht, gibt es zwischen dem männlichen und dem weiblichen Körper große Unterschiede. Durch evolutionäre Gründe nehmen Frauen im Vergleich zu den Männern verbrauchte Kalorien auch schneller wieder auf. Dies ist nicht sonderlich verwunderlich, denn aus reproduktionstechnischen Gründen fällt der prozentuale Fettgehalt bei Frauen höher aus. Allerdings verbraucht der weibliche Körper hingegen bei geringeren Belastungen mehr Fett als der männliche Körper. Zu den geringeren Intensitäten, bei denen Frauen anteilig mehr verbrennen, zählen Sportarten, wie zum Beispiel Walken. Auch hier kommt wieder das Sexualhormon Östrogen ins Spiel. Sie sehen also, dieses Hormon ist bei zahlreichen Stoffwechselfunktionen beteiligt, weshalb es so wichtig ist, dass dieses Hormon im Gleichgewicht steht. Das Östrogen hat in diesem Zusammenhang Auswirkungen auf die Enzyme, die Zellsignale und Genexpression.

Des Weiteren besitzen Frauen Typ-1-Muskelfasern. Diese Muskelfasern bevorzugen die Fetteinlagerung und Fettoxidierung. Von Östrogenrezeptoren gibt es unterschiedliche Arten. Hier rücken vor allem die ERa und die ERb in den Vordergrund. In verschiedenen Untersuchungen wurde festgestellt, dass wenn die ERa-Rezeptoren stimuliert werden, eine erhöhte Freisetzung von Fett, aber auch die Fettoxidation und die Insulinsensitivität erreicht werden. Diese ERa-Rezeptoren befinden sich hauptsächlich in Typ-1-Muskelfasern.

Daraus lässt sich schließen, dass aufgrund der Tatsache, dass Frauen über mehr dieser Muskelfasern verfügen, somit auch mehr der ERa-Rezeptoren besitzen und sich damit eine höhere Fettfreisetzung einstellt. Weiter wurde festgestellt, dass durch eine verbesserte Fettverwertung ebenso ein besserer Abtransport von anfallenden Fettsäuren stattfindet. Außerdem findet eine größere CPT1-Aktivität statt. Dies ist ein Enzym, welches den Transport von Fettsäuren durch die mitochondriale Membran vornimmt. Auch wurde festgestellt, dass die Fettverbrennung, also die Beta-Oxidation, höhere Kapazitäten einnimmt sowie eine erhöhte Katecholaminsensitivität. Diese führt zu einer Fettfreisetzung, nachdem sie aktiviert wurde. Die Katecholamine sind, wie auch das Adrenalin, ein Hormon. Dieses Hormon entsteht, wenn Sport betrieben wird und sorgt so für eine geförderte Energieproduktion. Was den Muskelaufbau betrifft, besitzen Frauen allerdings nicht das gleiche Potenzial wie die Männer.

Der Einfluss auf den Hormonhaushalt

Der Hormonhaushalt besitzt einen direkten Einfluss auf den Stoffwechsel. Wird also Einfluss auf den Stoffwechsel genommen, hat dies auch direkten Einfluss auf den Hormonhaushalt. Die Folge kann dann ein aus dem Gleichgewicht gebrachtes Hormonsystem mit ausbleibender Periode sein. Wird zu wenig Nahrung aufgenommen, geriet der Körper in einen Stresszustand, was ebenso wieder Einfluss auf den Hormonhaushalt hat. Allerdings bezieht sich dies eher auf das Heilfasten, als auf das Intervallfasten. Dennoch sollten Sie auch beim Intervallfasten auf Ihren Hormonhaushalt achten. Bleibt Ihre Periode aus oder sie kommt auf einmal sehr unregelmäßig, sollten Sie die Methode noch einmal überdenken und gegebenenfalls die Fastenzeit etwas reduzieren. Wird über einen Zeitraum von 3 Tagen, wie es beim Heilfasten der Fall ist, keine Nahrung aufgenommen, werden die Hormonimpulse beeinflusst. Es folgt ein niedriger Östrogenspiegel, der sich als Schlafstörungen, Verstimmungen, den genannten Stoffwechselstörungen und der ausbleibenden Periode bemerkbar macht. Vor allem junge Frauen, aber auch Frauen mit einem allgemein niedrigen Östrogenspiegel und hormonellen Dysbalancen, sehr schlanke Frauen sowie Frauen mit Amenorrhö und natürlich Frauen während der Schwangerschaft und der Stillzeit sollten lieber auf das Intervallfasten verzichten. Die Hypothalamus-Hypophysen-Gonaden-Achse reguliert die Produktion des Hormons, welches wiederum für die Produktion der Eizellen verantwortlich ist. Ist das Gonadotropin-Releasing-Hormon freigesetzt worden, wird das nächste Hormon freigesetzt. Dies ist das follikelstimulierende Hormon FSH.

Dieses Hormon bewirkt sowohl den Eisprung als auch die Östrogensynthese, woraufhin dann das Progesteron produziert wird. Sie sehen also, es ist eine ganze Kette von Reaktionen und Produktionen von Hormonen in Ihrem Körper und diese reagieren empfindlich auf das, was gegessen wird und auch wann gegessen wird. Es ist also deutlich, dass eine Fastenzeit Einfluss auf dieses System nimmt. Fallen Sie unter die oben genannten „Gruppen“, sollten Sie Ihr Fastenziel noch einmal überdenken. Für alle anderen gilt: Achten Sie auf die Zeichen Ihres Körpers. Fühlt es sich gut an, ist alles prima und Sie können so weitermachen. Fällt Ihnen doch etwas auf, sollten Sie vielleicht die Fastenzeiten reduzieren und die Lebensmittel, die Sie zu sich nehmen, noch einmal überdenken. Nehmen Sie während der Essenszeit hochwertige Proteine und Aminosäuren zu sich. Diese besitzen einen positiven Einfluss auf den Hormonhaushalt. Wird das Intervallfasten korrekt durchgeführt, kann es jedoch auch einen sehr positiven Einfluss auf eben dieses empfindliche Hormonsystem besitzen. Sie sollten daher unbedingt auf die richtige Ausführung und Ernährung achten.

Die unterschiedlichen Fasten-Methoden

Um erfolgreich zu fasten, müssen Sie sich zuallererst für eine der Intervall-Fasten-Methoden entscheiden. Hier gibt es unterschiedliche Formen, wobei die Basis-Variante 16:8 die bekannteste und auch eine der besten Methoden ist. Sind Sie Fastenanfänger, lohnt es sich, am Anfang mit der kürzesten Fastenphase zu beginnen und langsam immer mehr die Fastenphase auszuweiten. Eines haben die gesamten Methoden allerdings gemeinsam. Die Fastenphase wechselt sich mit der Essensphase in regelmäßigen Abständen ab und während der Fastenphase sollte viel ungesüßte Flüssigkeit aufgenommen werden. Während der Essensphase sollten Sie sich so abwechslungsreich und ausgewogen wie möglich ernähren und auf Zucker und ähnliches verzichten.

12-Stunden-Fasten

Bei dieser Fasten-Methode essen Sie 12 Stunden am Tag nichts. Für die meisten Personen ist diese Form ziemlich einfach umzusetzen, da Sie als letztes um 20 Uhr etwas essen können und am nächsten Tag wieder um 8 Uhr. Sollte Ihre Essgewohnheit bislang so aussehen, dass Sie nachts keine 12 Stunden fasten, ist diese Methode für den Anfang am geeignetsten. Hier können Sie sich langsam daran gewöhnen, um dann anschließend auf die 16:8 Methode umzusteigen.

Die 16:8-Fasten-Methode

Diese Methode baut auf der zuerst genannten Methode auf. Hier wird die Nachtfastenzeit auf 16 Stunden verlängert. Diese 16 Stunden entsprechen dem Optimum des Intervallfastens, die restlichen 8 Stunden können Sie essen. Ideal ist es, wenn Sie am Abend um 18 oder 20 Uhr Ihre letzte Mahlzeit zu sich nehmen und am nächsten Tag um 10 oder 12 Uhr etwas frühstücken oder eine andere leichtere Mahlzeit essen. Nicht empfehlenswert ist es, wenn Sie am Abend zu spät etwas essen, denn je später der Tag wird, desto langsamer arbeiten die Verdauungsorgane. Achten Sie auch darauf, dass Sie Ihre letzte Mahlzeit nicht zu früh zu sich nehmen, damit die erste Mahlzeit am nächsten Tag nicht zu früh ist. Am Morgen ist der Körper mit der Giftausscheidung und der Entschlackung beschäftigt. In dem 8-Stunden-Zeitfenster nehmen Sie zwei oder maximal drei Hauptmahlzeiten zu sich, jede Zwischenmahlzeit wird gestrichen. Sie können es auf drei Hauptmahlzeiten ausweiten, wenn Sie nicht so viel auf einmal essen können. Während der Fastenperiode nehmen Sie keine Kalorien zu sich, sondern nur Wasser und ungesüßten Tee. Alternativ können Sie alle Getränke ohne Zucker und Kalorien zu sich nehmen. Da jedoch in nahezu allen Getränken Zucker enthalten ist, müssen Sie hier im Vorfeld gut auf die Inhaltsstoffe achten.

Die 18:6-Fasten-Methode

Die 18:6-Methode ist ähnlich wie die 16:8-Methode aufgebaut. Der einzige Unterschied ist hier, dass die Fastenphase zwei Stunden länger ist und daher auch die körpereigene Reinigung intensiver stattfinden kann. Der Tag könnte dann beispielweise so verlaufen: Sie essen das erste Mal gegen 14 Uhr und das letzte Mal gegen 20 Uhr. Während der Fastenphase nehmen Sie dann wieder ausschließlich ungesüßte Getränke zu sich. Auch Anfänger können mit dieser Methode direkt anfangen. Sollten Sie allerdings Schwierigkeiten beim Durchhalten haben, erzwingen Sie nichts, sondern fangen lieber erstmal mit der 16:8 oder der 12 Stunden-Methode an.

Die 20:4-Fasten-Methode

Diese Fasten-Methode ist auch als die Warrior-Diät bekannt. Diese Methode ist eine recht extreme Form des Intervallfastens. Hierbei dürfen Sie über den Tag nichts essen, maximal kleine Rohkost-Snacks sind erlaubt. Abends gibt es dann eine große Portion, bei der Sie essen, was Ihr Körper benötigt. Diese anschließende Essensphase nennt man auch Overeating-Phase. Der Grund für den Namen ist auf der Tatsache begründet, dass während der Essenphase deutlich mehr gegessen wird als gewöhnlich. Während der Fasten-Phase wird wiederum deutlich weniger gegessen als für gewöhnlich. Die Fastenphase nennt man hier auch Undereating-Phase. Was die richtige Mahlzeit am Abend angeht, brauchen Sie allerdings ein gutes Gespür für Ihren Körper, damit Sie dessen Wünsche richtig deuten können und die Mahlzeit so ausgewogen wie möglich ist. Das Abendessen sollte schließlich nicht aus Chips und Torte bestehen. Ori Hofmekler, der diese Form begründet hat, erklärt, dass diese Form der Nahrungsaufnahme etwas Natürliches sei, denn unsere Vorfahren und Urmenschen waren über den Tag mit dem Jagen und dem Sammeln beschäftigt. Gegessen wurde dann gegen Abend in größeren Mengen, sofern diese vorhanden waren. Außerdem soll es den eigentlich natürlichen Instinkten des Menschen entgegenkommen.

Die Abendmahlzeit sollte daher alle Nährstoffgruppen enthalten, damit Sie sich möglichst ausgewogen ernähren. Diese Methode ist allerdings nicht für jeden etwas. Wenn Sie Schwierigkeiten mit nur einer Mahlzeit am Tag haben oder Ihnen große Mahlzeiten und dann auch noch am Abend nicht gut bekommen, sollten Sie sich eher für eine andere Methode entscheiden. Das Intervallfasten soll keine Qual sein. Es soll vielmehr eine Einstellung und eine Essensroutine werden und sollte Sie daher nicht vor Probleme und Stress stellen.

Die 5:2-Fasten-Methode nach Michael Mosley

Dies ist die zweite Basis-Fasten-Methode, bei der Sie an zwei Tagen pro Woche die Kalorienzufuhr deutlich reduzieren. An diesen beiden Tagen sollten Sie rund 500 Kalorien zu sich nehmen und auf die Nahrungsaufnahme verzichten. Die restlichen 5 Tage können Sie Ihre übliche Kalorienmenge zu sich nehmen. Achten Sie hier jedoch darauf, dass Sie sich natürlich und gesund ernähren und trotzdem auf Zucker verzichten. Dr. Michelle Harvie, welche als Ernährungswissenschaftlerin tätig ist, veröffentlichte im Jahr 2013 zusammen mit Prof. Tony Howell, der als Onkologe beschäftigt ist, das Buch „Die 2 Tage Diät". Diese Diätform galt ursprünglich als Vereinfachung für Brustkrebspatientinnen, an Gewicht zu verlieren. Die 5:2 Methode nach Dr.

Mosley basiert auf den bekannten Erkenntnissen durch Dr. Harvie und ihrem Kollegen. Die beiden Tage, an denen Sie Ihre Kalorienmenge deutlich reduzieren, sollten außerdem nicht direkt nacheinander folgen. Am besten ist es, wenn Sie zum Beispiel den Dienstag und den Freitag wählen. In Untersuchungen ergab sich, dass bei dieser Fastenmethode der Insulinspiegel gesenkt und auch die Insulinsensibilität verbessert wurde. Für die 5:2 Methode ist jedoch auch eine starke Willenskraft notwendig. Für Anfänger ist diese Methode nicht unbedingt geeignet. Die meisten Menschen scheitern bei der Aufgabe, zwei Tage pro Woche auf Nahrung zu verzichten. Sind Sie Anfänger, sollten Sie als Erstes mit der 12 Stunden oder der 16:8 Methode anfangen. Später können Sie dann zu der 5:2 Methode übergehen. Wenn Sie ein gutes Gefühl haben und mit der Methode gut auskommen, können Sie diese auch noch ausweiten und sie mit der 16:8 Methode kombinieren.

1-Tag-Fasten pro Woche

Diese Methode des Fastens nennt man auch 24-Stunden-Fasten. An diesem Tag wird nichts gegessen, sondern nur getrunken. Erlaubt sind hier Wasser oder Tee. An den sechs weiteren Tagen ernähren Sie sich ganz normal. Hier sollten Sie nur auf ein paar Dinge achten. Das wären der Zuckerverzicht und der Verzicht auf Junk-Food.

Mahlzeiten ausfallen lassen

Vor allem für die Fasten-Anfänger kann es schwierig sein, die Fastenphase durchzuhalten. Da empfiehlt es sich für den Anfang erstmal, eine Mahlzeit ausfallen zu lassen. So lernen Sie die Hungersignale Ihres Körpers wieder richtig kennen und können diese besser deuten. Viele Menschen essen einfach aus Gewohnheit immer zu den gleichen Zeiten, obwohl sie eigentlich gar keinen Hunger haben - zum Beispiel beim Frühstück. Hier wird von vielen Seiten aus erzählt, wie wichtig es ist. Doch das trifft nicht immer zu. Lassen Sie also eine Mahlzeit aus, wenn Sie gar keinen Hunger haben und lernen Sie die Wünsche Ihres Körpers wieder richtig kennen.

Welche Methode für Sie am geeignetsten ist

Welche Methode für Sie die Richtige ist, kann man so pauschal nicht sagen. Wichtig ist, dass Sie sich für die Methode entscheiden, mit der Sie sich wohl fühlen und Sie nicht das Gefühl bekommen, es sei eine Qual. Fangen Sie gerade an und fasten das erste Mal, sollten Sie sich jedoch an der 16:8 Methode orientieren. Die wird Ihnen in der Umsetzung sicher mit am leichtesten fallen. Wenn Sie auch zu den Personen gehören, die Heißhunger auf Süßigkeiten oder Fast-Food haben, sollten Sie als ersten Schritt diese Gewohnheiten ablegen und Ihre Ernährung allgemein auf eine gesunde und natürliche umstellen. Der häufige Appetit, der von der Industrienahrung verursacht wird, muss als erstes abgelegt werden. Sie sollten lernen, wieder ein richtiges Hungergefühl und die Zeichen Ihres Körpers deuten zu können. Haben Sie dies geschafft, suchen Sie sich eine der Methoden aus, bei denen Sie sich am wohlsten fühlen. Sollten Sie an einer Krankheit leiden, bei der Sie auf eine regelmäßige Nahrungsaufnahme angewiesen sind, Medikamente einnehmen oder sonst in irgendeiner Form verunsichert sind, ob das Intervallfasten für Sie das Richtige ist, sollten Sie im Vorfeld unbedingt mit einem Arzt oder einem Ernährungsberater darüber sprechen.

Bestehen Fastenkrisen während des Intervallfastens?

Fastenkrisen sind vor allem beim Heilfasten sehr gut bekannt. Hier wird über einen Zeitraum von etwa fünf Tagen komplett auf kalorienhaltige Lebensmittel verzichtet. Beim Intervallfasten jedoch treten diese Krisen nicht auf. Der Grund hierfür ist, dass in regelmäßigen Abständen Nahrung aufgenommen wird und so der Organismus die Energiegewinnung nicht umstellen muss. Beim Intervallfasten greift der Körper wie gewohnt zu seinen Glykogenvorräten, also seinen gespeicherten Kohlenhydratvorräten, um Energie zu gewinnen. Sobald dieser Vorrat aufgebraucht ist, stellt der Körper auf Fettverbrennung um. Das bedeutet also, dass die Fettverbrennung nicht direkt stattfindet, sondern erst, nachdem der Kohlenhydratvorrat aufgebraucht ist. Dafür aber gesund und nachhaltig. Nehmen Sie nun weniger Kohlenhydrate auf, sodass sich ebenso weniger Glykogen in dessen Vorrat befindet, wird auch schneller auf die Fettverbrennung umgestellt. Gänzlich darauf verzichten sollten Sie allerdings nicht.

Beim Heilfasten stellt der Körper bereits nach wenigen Tagen die Art seiner Energiegewinnung um. Da dem Körper keine Kohlenhydrate und andere Glykogenlieferanten mehr zugeführt werden, kann dieser auch keine Vorräte mehr anlegen. Es folgt der Abbau von körpereigenen Fetten und Proteinen. Bei solch einem Abbauprozess werden Stoffwechselprodukte, wie die Purine und die Ketonkörper, intensiv freigesetzt. Es lösen sich eingelagerte Gifte und Schlacken, welche wiederum ins Blut gelangen und von der Leber schließlich unschädlich gemacht und letztendlich von den Nieren wieder ausgeschieden werden müssen. Dies stellt eine extreme Belastung für den Organismus dar. Es stellen sich ebenso viele unangenehme Symptome ein, die dann als Fastenkrise bezeichnet werden.

Intervallfasten während den Wechseljahren

In den USA sind rund 66 % der Frauen der Altersklasse zwischen 40 und 59 Jahren adipös, so die Statistik. Sie sind übergewichtig und sogar über die Hälfte der Frauen sind fettleibig. Da vor allem während den Wechseljahren sich der gesamte Stoffwechsel verändert und das gesunde Muskelgewebe im schlechtesten Falle immer mehr verloren geht, sich hormonelle Störungen einstellen, Stimmungstiefs und Schlafstörungen hinzukommen, kann durch die richtige Durchführung des intermittierenden bzw. des Intervall-Fastens diesen Problemen gegengesteuert werden. Vor allem zu Beginn und während den Wechseljahren wird das Thema Gewichtsverlust immer häufiger und wichtiger. Durchschnittlich nimmt jede Frau zwischen 45 und 55 Jahren etwa 7 Kg Körpergewicht zu. Häufig wird angenommen, dass die Wechseljahre ab dem 50. Lebensjahr beginnen.

Doch sie beginnen bereits ab 40 und begleiten Sie dann bis hin zum 60. Lebensjahr. Von der Menopause oder auch Peri-Menopause spricht man, wenn über einen Zeitraum von 12 Monaten sich keine Regelblutung mehr eingestellt hat. Dies kann man dann als den negativen „Höhepunkt" der Wechseljahre betrachten. Dieser Höhepunkt stellt sich bei den meisten Frauen zwischen dem 50. und 55. Lebensjahr ein. Die schlechte Nachricht ist, dass sich während der Wechseljahre der Stoffwechsel alle 10 Jahre um rund 5 % verlangsamt. Hinzu kommt, dass sich die Hormone, die für einen gut funktionierenden Fettstoffwechsel und für das jugendliche Aussehen wichtig sind, als Erstes abbauen. Die gute Nachricht ist aber, dass dies kein Grund zur Sorge ist. Mit ein paar Änderungen in der Ernährung und der Lebensweise können Sie auch während den Wechseljahren noch an Gewicht verlieren, sich gut fühlen und absolut zufrieden mit sich selbst und Ihrem Leben sein. Durch das Intervallfasten können die Begleiterscheinungen, die mit der Menopause einhergehen, abgeschwächt und die Gewichtszunahme verringert bzw. verhindert werden.

Mit der richtigen Durchführung des Intervallfastens können Sie außerdem Ihren Hormon-Haushalt wieder ins Gleichgewicht bringen, denn während der Menopause entsteht das Hormon-Ungleichgewicht überhaupt. Die Östrogenproduktion geriet ins Ungleichgewicht, das Testosteron gewinnt die Überhand und der Progesteron-Spiegel verringert sich. Vor allem der Östrogenmangel kommt während den Wechseljahren sehr häufig vor. Doch manche Frauen besitzen trotz der Wechseljahre eine Östrogen-Dominanz. Diese beiden Ungleichgewichte des Östrogenspiegels wirken sich negativ auf das Gewicht aus. Um wieder ein Gleichgewicht des Östrogenhaushalts herzustellen, ist Bewegung sehr wichtig. Hier sollten Sie mindestens 8.000 Schritte pro Tag gehen. Zudem sollten Sie auf Alkohol verzichten. Granatapfelkerne und Soja-Produkte können den Östrogenspiegel anheben.

Sie sollten darauf allerdings verzichten, wenn Sie eh schon einen erhöhten Östrogenspiegel besitzen. Ebenso lassen Rotklee-Kapseln den Östrogenspiegel ansteigen. Um diesen Spiegel dann abschließend zu stabilisieren, sollten Sie während der 16:8-Intervallfasten-Methode auf ballaststoffreiche Lebensmittel zurückgreifen. Vor allem Brokkoli, Pak Choi und Blumenkohl sind hier geeignet. Doch auch der Verzehr von Samen ist anzuraten. Durch ihre hochwertigen pflanzlichen Proteine, essenziellen Amino- und Fettsäuren sowie zahlreichen Mineral- und Nährstoffen, können Sie diese immer gut in Ihre Mahlzeiten mit einbeziehen. Wenn der Testosteronspiegel während der Menopause erhöht ist, entsteht der klassische Menopausen-Bauch. Sinkt wiederum der Östrogenspiegel unterhalb der Testosterongrenze, entsteht ein Testosteron-Überhang. Dies ist der Grund, weshalb manche Frauen während den Wechseljahren viszerales Fett anlegen und einen prallen runden Bauch bekommen.

Es sollte also angestrebt werden, so einen Testosteron-Überhang nicht entstehen zu lassen. Dies kann mit Hilfe der Zugabe von Progesteron und dem Intervallfasten erreicht werden. Das Progesteron ist nicht nur, wie so häufig gesagt, ein Schwangerschaftshormon. Genau genommen ist das Progesteron für Frauen so ähnlich wie das Testosteron für den Mann. Die Quelle der Lebendigkeit, es stärkt die Libido, verjüngt das Gewebe und wirkt zudem belebend. Leider ist das Progesteron jedoch auch das Hormon, welches während den Wechseljahren als Erstes abgebaut wird.

Sie sollten daher zu Beginn des Intervallfastens und dem Wiederaufbau Ihres Hormonhaushalts eine Blutuntersuchung machen lassen, um zu gucken, wie Ihre Werte sind. So haben Sie eine gute Ausgangsposition, da Sie genau wissen, wie viel an Östrogen Ihnen beispielsweise fehlt und können so gezielt während des Intervallfastens mit der richtigen Ernährung daran arbeiten. Es empfiehlt sich außerdem, jährlich so eine Blutuntersuchung machen zu lassen. So wissen Sie, wie Ihr Hormonhaushalt genau ist und können so gezielt daran arbeiten und ggf. Unterstützung Ihres Arztes bekommen.

Abnehmen durch Intervallfasten

Für viele wird ein Grund für die Einführung des Intervallfastens die Reduktion des Körpergewichts sein. Durch die ständige Nahrungsaufnahme ist der Körper dauerhaft mit der Verdauung beschäftigt und kann sich nicht vernünftig um die Fettverbrennung kümmern. Durch die festgelegten Essenszeiten und den dazugehörigen zwei Mahlzeiten, nehmen Sie weniger Kalorien, Fett und Zucker zu sich. In den langen Essenspausen kann sich Ihr Körper dann voll dem Stoffwechsel widmen und seine natürlichen Vorgänge ausführen. So werden Reserven besser verwertet, es wird weniger Zucker in das Blut aufgenommen und der Insulinspiegel bleibt niedrig und konstanter. Ebenso kann die Fettverbrennung länger vollzogen werden. Hinzu kommt, dass wenn Sie über mehrere Stunden keine Nahrung zu sich nehmen, das Wachstumshormon HGH ansteigt.

Dieses Hormon hilft beim Abbau von Fettzellen und fördert zudem das Wachstum der fettverbrennenden Muskeln. Ein weiterer positiver Faktor in Bezug auf die Gewichtsreduktion ist, dass Sie wieder ein richtiges Hungergefühl bekommen und ebenso wieder ein richtiges Sättigungsgefühl erlangen. Heißhungerattacken bleiben aus und Sie lernen den Unterschied zwischen Appetit und richtigen Hunger wieder zu deuten. Mit einer der ausschlaggebenden Gründe, weshalb sich das Intervallfasten für eine langfristige Gewichtsabnahme eignet, ist, dass es im Gegensatz zu anderen Diät-Methoden keinen Mangel erzeugt und sich so auch kein Jojo-Effekt einstellt. Der Stoffwechsel wird nicht ausgebremst und auch keine Muskelmasse abgebaut. Bei dieser Methode geht es in erster Linie nicht darum, in kürzester Zeit so viel an Gewicht wie möglich zu verlieren, sondern konstant über einen Zeitraum hinweg abzunehmen. Das Insulin ist in dem menschlichen Körper eines der stärksten Hormone. Das Insulin agiert ähnlich wie ein Schiedsrichter, der sagt, wann der Zucker aus dem Blut in die Zellen geschleust wird, wann der

Körper Fett einlagern soll und wann er mit der Fettverbrennung wieder aufhören soll. Sind nun die Insulinwerte dauerhaft zu hoch, signalisiert es dem Körper ebenso dauerhaft, Fett einzulagern. Daher besteht eine direkte Verbindung zwischen dem Übergewicht und einem chronisch veränderten Insulinwert. Durch das Intervallfasten können Sie Ihren Blutzuckerspiegel und die Insulinwerte wieder in den Normbereich bringen und so an Gewicht verlieren und auch anderen Krankheiten, die damit verbunden sind, vorbeugen.

Der richtige Sport während des Intervallfastens

Ausreichende Bewegung ist für jeden wichtig. Kalorien werden verbrannt, der Stoffwechsel und Kreislauf kommen in Schwung. Doch sollten Sie sich für das Intervallfasten zur Gewichtsabnahme entschieden haben, ist der Sport natürlich noch umso wichtiger. Grundsätzlich sind alle Sportarten erlaubt. Sie sollten jedoch darauf achten, wann und wie umfassend Sie Ihren Sport betreiben. Haben Sie sich für die 16:8 Methode entschieden, wird Ihr Energiespeicher zum Ende der Fastenphase nahezu aufgebraucht sein. Dies klingt erstmal ganz gut, da Ihr Körper bei Anstrengung auf die Fettdepots zurückgreift. Hier ist es allerdings sehr wichtig, darauf zu achten, wie man diesen betreibt. Entscheiden Sie sich nämlich zum Ende der Fastenphase für ein intensives Ausdauertraining, kann es gut sein, dass sich Ihr Körper nicht nur bei den Fettdepots bedient, sondern auch bei Ihren Muskeln, um genug Energie zu gewinnen, da nicht mehr genügend zur freien Verfügung steht. Dies führt zwar zu einem Gewichtsverlust, allerdings nehmen Sie dann ausschließlich Muskelmasse statt Fett ab.

Der Grund hierfür ist unter anderem, dass es dem Körper schneller gelingt, Energie aus den Muskeln zu gewinnen um diese direkt zum „Verbrauch" bereitzustellen. Es eignet sich also vielmehr ein leichtes Ausdauertraining, welches Sie mit gezielten Übungen des Krafttrainings kombinieren. Dies hilft, bestimmte Muskelpartien zu trainieren und gezielt an Ihren „Problemzonen" zu arbeiten. Prinzipiell ist somit das leichte Training zum Ende der Fastenphase ideal, allerdings ist es nicht für jeden geeignet. Sollten Sie sich schwindelig fühlen, sich Übelkeit oder sogar Kreislaufprobleme einstellen, hören Sie mit dem Sport wieder auf. Achten Sie genau auf die Anzeichen Ihres Körpers und strapazieren Sie ihn nicht über.

Diese Anzeichen sollten Ihnen signalisieren, dass es für Sie nicht der richtige Zeitpunkt zum Sport treiben ist. In diesem Falle legen Sie Ihre

Sporteinheiten während der Essensphase zwischen den zwei Mahlzeiten ein. Achten Sie darauf, dass genug Zeit zwischen Essen und Sport liegt. Ihr Körper sollte mit der Verdauung der Mahlzeit bereits fertig sein. Andernfalls würde dies mitunter wieder zu Übelkeit und Aufstoßen führen. Natürlich können Sie auch nach der letzten Mahlzeit Ihrem Sport nachgehen. Allerdings ist dies nicht unbedingt empfehlenswert. Nachdem der Körper ins Schwitzen kam und sich ausgepowert hat, benötigt er wieder eine Stärkung, um die notwendigen Regenerationsprozesse ausführen zu können. Die Wahrscheinlichkeit, dass Sie also mit großem Hunger ins Bett gehen, ist sehr groß.

Das sagt die Wissenschaft zum Thema Intervallfasten

Das Intervallfasten ist noch eine recht neue Methode und daher gibt es diesbezüglich noch nicht sehr umfangreiche Studien. Doch in den Untersuchungen, die gemacht wurden, wurden erstaunliche Ergebnisse erzielt. In diesen Untersuchungen wurde unter anderem festgestellt, dass bei der korrekten Durchführung das Immunsystem unterstützt wird und die Abwehrzellen sich schneller regenerieren können. Ebenso soll es positive Auswirkungen in Bezug auf die Krebsprävention und während der Krebs-Behandlung haben. Noch vor kurzer Zeit galt, dass ein Nahrungsverzicht während der Krebsbehandlung bzw. Therapie ein absolutes No-Go und nicht empfehlenswert ist. Mittlerweile gibt es hierzu neue Erkenntnisse. So soll es die Chemotherapie wirksamer und vor allem verträglicher machen, wenn der Therapie eine gewisse Essenspause vorausgeht. In einer Studie, bei der allerdings nur Männer im Alter von 50 bis 70 Jahren teilgenommen haben, wurde an zwei Tagen pro Woche gefastet, an den anderen Tagen wurde die Kalorienzufuhr um rund 300 bis 500 Kalorien vermindert. Nach Ablauf der Studie zeigten sich bereits nach den 12 Wochen eine Verbesserung der Blutfette sowie des Blutdrucks und auch das Körpergewicht hatte sich verbessert.

Doch dies war noch nicht alles. Auch die DNA-Schädigung und der Marker für oxidativen Stress hatten sich verbessert. Eine andere Untersuchung ergab, dass das Intervallfasten sich nicht nur positiv auf das Abnehmen, sondern auch positiv auf das Herz-Kreislauf-System und die Entzündungsmarker auswirkt. Eines der Entzündungsmarker ist zum Beispiel der C-reaktive Protein – CRP. Die neuste Studie zu diesem Thema wurde von Herrn Frank Madeo vom Institut für Molekulare Biowissenschaften in Graz durchgeführt. Bei dieser kleinen Studie haben 100 Probanden teilgenommen, von denen alle gesund und normalgewichtig waren.

Die eine Hälfte der Probanden hat jeden zweiten Tag gefastet, die andere Gruppe hat sich so ernährt wie bisher. Den Probanden, die in der Fastengruppe waren, hatten über den gesamten Zeitraum hinweg Sensoren auf der Haut, die in regelmäßigen Abständen den Blutzucker und andere Werte kontrolliert und notiert haben. Hierdurch konnten sie über den gesamten Zeitraum tausende Daten des Insulinwertes, des Blutdrucks und der Knochendichte sammeln. Der Forscher suchte schließlich nach rund vier Wochen willkürlich 25 der Fasten-Probanden aus, um die Auswirkungen dieses Essensrhythmus zu untersuchen. Bereits nach dieser kurzen Zeit wurde festgestellt, dass sich das viszerale Fett reduziert hat. Dieses Fett gibt dauerhaft Botenstoffe ab, stört den Zuckerstoffwechsel und erhöht den Blutdruck.

Der Ketogengehalt stieg aufgrund des Fettabbaus sogar an den Fastentagen an, wodurch eine stimmungsaufhellende Wirkung beobachtet werden konnte. Zudem konnten die Entzündungen durch die Ketone gehemmt werden. Auch haben die Forscher festgestellt, dass sich gewisse Eiweiße, die den Alterungsprozess beschleunigen sollen, reduzierten und auch der Cholesterinspiegel gesunken ist. Damit wurden schließlich auch die Risiken, einen Schlaganfall oder einen Infarkt zu erleiden, verringert. Durch die reduzierte Kalorienaufnahme haben die Probanden im Schnitt etwa 3,5 kg Körpergewicht verloren. Am Ende der Studie, nach sechs Monaten, wurden keine negativen Ergebnisse erzielt.

Vor- und Nachteile des Intervallfastens

Wie bei jeder Sache gibt es auch beim Intervallfasten Vor- und Nachteile. Da es sich bei dem Intervallfasten um noch eine recht neue Variante handelt, müssen noch mehr spezifische Untersuchungen und Studien durchgeführt werden. Doch die bisherigen Untersuchungen ergaben sehr positive Ergebnisse.

DIE INTERVALLFASTEN – VORTEILE

Es ist gesund und natürlich

Das Intervallfasten bezieht sich auf die ursprüngliche Ernährungsform der Menschen. Führen Sie das intermittierende Fasten korrekt durch, ernähren Sie sich natürlich, gesund und ausgewogen. Dies hat zahlreiche positive Auswirkungen auf Ihren Körper. Der Verzicht von zuckerhaltigen Lebensmitteln spiegelt sich, nach einer Umgewöhnungsphase von zwei bis vier Wochen, in Ihrem körperlichen Gefühl wider.

Es ist zeitlich flexibel

Sie können sich aussuchen, zu welchen Zeiten Sie die Fastenphase einführen. Kommen Sie ohne ein richtiges Frühstück vor der Arbeit nicht aus, können Sie dieses einführen. Allerdings müssen Sie dann auch entsprechend früher mit der Fastenphase beginnen. Sie können sich die einzelnen beiden Phasen so legen, wie es für Sie am besten in Ihren Alltag passt und wie es für Sie am besten ist.

Abnehmen ohne Jojo-Effekt

Dadurch, dass dem Körper keine Nahrung vorenthalten wird und er trotzdem regelmäßig an Nährstoffe kommt, gerät er nicht in eine Art Energiesparmodus aufgrund der „schlechten Zeiten“. Diese Reaktion des Körpers war in früheren Jahren sehr wichtig, um den Verbrauch der Nahrungsaufnahme anzupassen. Sie nehmen konstant immer ein bisschen ab und nicht innerhalb von kurzer Zeit möglichst viel. Da bei vielen Crash-Diäten die Nahrungszufuhr häufig stark verringert wird, fängt der Körper an, seine Energie aus den Muskeln zu ziehen. Sie bemerken einen Gewichtsverlust, der allerdings leider nur aus Muskelmasse besteht. Wird dann nach dem Zeitraum der Crash-Diät wieder so gegessen wie vorher, weil Sie beispielsweise Ihre 4 Kilo abgenommen haben, reagiert der Körper mit einer schnellen Einlagerung von Fett, um sich vor der nächsten „Hungerperiode“ zu wappnen.

Der Gewichtsverlust wird gefördert

Der Gewichtsverlust stellt für die meisten Menschen mit Sicherheit den Hauptgrund des Intervallfastens dar. Das intermittierende Fasten zwingt Sie nicht dazu, Ihre Nahrungsmittel streng zu messen, sondern erfordert lediglich eine gesunde Ernährung, eine Fastenphase und den Verzicht auf Zucker. Ihr Körper nutzt Glukose als hauptsächliche Energiequelle. Er speichert zudem alles, was nach dem Verbrauch übriggeblieben ist und lagert es in den Muskeln und der Leber als Glykogen ab. Nehmen Sie allerdings weniger Zucker und damit Glukose über die Ernährung zu sich, muss Ihr Körper auf das Glykogen in den Muskeln und der Leber zurückgreifen und diesen als Brennstoff verwenden. Hat Ihr Körper das vorhandene Glykogen aufgebraucht, muss eine neue Energiequelle her. Diese Alternative stellen die Fettzellen dar. Sie werden abgebaut und Ihr Körper wandelt sie in Energie um. Das ist vergleichbar mit einer Diät, bei der keine Kohlenhydrate verzehrt werden. Sie zwingen Ihren Körper also bei so einer ketogenen Diät das Fett, welches Ihr Körper gespeichert hat, zu verwenden.

In einer Studie der 16:8-Methode wurde festgestellt, dass sich die Fettmasse des Körpers deutlich reduzierte und die Muskelmasse sowie auch die Muskelkraft gleichgeblieben sind. Vor allem im Vergleich zu herkömmlichen Diäten oder der Fasten-Methoden, bei denen Sie häufig ganztägig fasten, ist das Intervallfasten dieser Methode sehr empfehlenswert. Bei normalen Diäten wird dem Körper häufig nicht genügend Nahrung zugeführt. Der

Körper greift zu seinen Reserven und baut schließlich Muskelmasse ab. Das Resultat auf der Waage ist positiv, da sich das Gewicht reduzierte. Allerdings ist das Ergebnis lediglich eine reduzierte Muskelmasse und kein Fettabbau.

Die Blutzucker-Werte verbessern sich

Immer dann, wenn Sie Kohlenhydrate zu sich nehmen, wird aus diesen Kohlenhydraten Zucker bzw. Glukose abgebaut. Es folgen eine Insulinausschüttung und der anschließende Transport von Glukose in die Blutlaufbahn sowie den Zellen. Hier kann die Glukose dann als Energie genutzt werden. Das Insulin kann allerdings seine korrekte Funktion nicht mehr ausführen, wenn Sie an Diabetes leiden. Haben Sie einen zu hohen Blutzucker, können sich die klassischen Symptome bemerkbar machen. Dies wären Müdigkeit, häufiger Durst sowie häufiges Wasserlassen. Durch eine Studie wurde festgestellt, dass das Intervallfasten den Blutzuckerspiegel günstig beeinflusst und verbessert. Der Blutzuckerspiegel wird reguliert, Spikes und auch Abstürze des Spiegels werden verhindert. In einer weiteren Studie, bei denen Diabetiker unter ärztlicher Beobachtung nach der 16:8-Mehtode gefastet haben, senkte sich der Blutzuckerspiegel deutlich. Ebenso wurde festgestellt, dass das vorhandene Insulin besser seine Funktion ausüben konnte.

Es fördert die Herzgesundheit

Eines der größten Vorteile des Intervallfastens ist der positive Einfluss auf die Herzgesundheit. Fasten Sie nach dem Intervallprinzip, werden gewisse Risikofaktoren reduziert und bestimmte Herzerkrankungen vorgebeugt. In einer Untersuchung ergab sich, dass es bei dem Intervallfasten zu einer Reduzierung des schlechten LDL-Cholesterins und auch der Triglyzeridwerte kam. Diese Form des LDL-Cholesterins begünstigt unter anderem Herzinfarkte und Schlaganfälle. Weiter wurde in dieser Untersuchung festgestellt, dass sich wiederum das gute HDL-Cholesterin erhöhte und sogar den Anstieg des Adiponektinspiegels begünstigte. Das Protein Adiponektin schützt vor Herzerkrankungen sowie Infarkten, indem es sich sowohl bei dem Fettstoffwechsel als auch bei dem Zuckerstoffwechsel beteiligt.

Es hemmt Entzündungen

Auf eine Verletzung folgt immer eine Immunantwort, wodurch Entzündungen entstehen können. Andererseits können chronische Entzündungen Erkrankungen verursachen, die chronisch werden. In einer Studie aus dem Jahr 2015, bei der nach dem Intervallfastenprinzip vorgegangen wurde, wurde festgestellt, dass über den längeren Zeitraum, bei dem klassisch nach der 16:8 oder 18:6-Methode vorgegangen wurde, sich die Entzündungsmarker reduzierten. Ebenso soll es die Marker für oxidativen Stress reduziert haben.

Es schützt das Gehirn

Nicht nur für das Herz ist das Intervallfasten gesund, sondern auch für das Gehirn. Durch eine längere Durchführung dieser Methode können sich Ihre kognitiven Fähigkeiten und auch Ihre Gedächtnisleistung verbessern. Durch die entzündungshemmenden Auswirkungen steht das Intervallfasten ebenso in Verdacht, das Fortschreiten von neurodegenerativen Erkrankungen zu verlangsamen. Eines dieser neurodegenerativen Erkrankungen ist zum Beispiel Alzheimer.

Es reduziert den Hunger

Das Sättigungshormon Leptin wird in den Fettzellen produziert. Es signalisiert Ihnen, wann Sie mit dem Essen aufhören sollten. Sind Sie hungrig, sinkt dieser Spiegel und er steigt, wenn Sie satt sind. Aufgrund der Tatsache, dass das Leptin in den Fettzellen produziert wird, neigen auch übergewichtige Menschen dazu, dass das Hungergefühl nicht richtig nachlässt. Der Grund hierfür ist, dass durch den höheren Fettgehalt des Körpers wiederum mehr Leptin im Körper zirkulieren kann. Dies kann zu einer Leptinresistenz führen. In einer kleinen Studie, bei der 80 Personen teilgenommen haben, wurde zudem festgestellt, dass der Leptinspiegel in der Nacht deutlich geringer war. Es lässt sich also vermuten, dass durch einen niedrigen Leptinspiegel auch eine Leptinresistenz verhindert werden kann, wodurch wiederum das Gewicht konstant oder sogar verringert werden kann.

DIE INTERVALLFASTEN – NACHTEILE

Fehlendes Durchhaltevermögen

Nicht jeder hat ein großes Durchhaltevermögen. Sollten auch Sie eher zu den Personen gehören, die schneller aufgeben und nicht so gut durchhalten können, kann es vor allem in den Anfangszeiten dazu kommen, dass es Ihnen zu schwerfällt, die 16 Stunden durchzuziehen. Dies führt nicht selten zum Aufgeben.

Es ist nicht für jeden geeignet

Das Intervallfasten ist nicht für jeden geeignet. Sind Sie schwanger oder wollen schwanger werden, sollten Sie dieser Fasten-Methode nicht nachgehen. Haben Sie von Natur aus Probleme mit Ihrem Hormonhaushalt, können bei der falschen Durchführung Ihre Hormone noch mehr aus dem Gleichgewicht kommen. Auch wenn Sie Probleme mit Ihrer Periode haben, sie sehr unregelmäßig kommt oder auch mal ausbleibt, kann das Intervallfasten für Sie nicht das Richtige sein. Leiden Sie unter bestimmten Vorerkrankungen, bei denen auch regelmäßig Medikamente eingenommen werden müssen, sollten Sie von dem Intervallfasten Abstand nehmen. Doch auch wenn Sie untergewichtig sind oder Sie an einer Essensstörung leiden oder gelitten haben, ist das Intervallfasten für Sie nicht empfehlenswert. Grundsätzlich gilt: Haben Sie eine Vorerkrankung oder sind sich nicht sicher, ob das Fasten das Richtige für Sie ist, befragen Sie immer Ihren Arzt nach Rat.

Eine Gewichtabnahme ist nicht in kurzer Zeit möglich

Viele entscheiden sich für das Intervallfasten, um überflüssige Kilos loszuwerden. Wer allerdings mit der Einstellung beginnt, in möglichst kurzer Zeit möglichst viel an Gewicht zu verlieren, wird hier nicht das Richtige finden. Das Intervallfasten zielt eher auf eine langsame, aber konstante Gewichtsabnahme.

Mythen und Vorurteile gegenüber dem Intervallfasten

Wie zu fast jedem Thema gibt es auch hier viele Vorurteile und Mythen. Welche das sind und was diese zu bedeuten haben, sehen Sie hier.

Mythos Nummer 1 – ohne Frühstück kommt der Stoffwechsel nicht in Schwung

Kein Mythos hält sich hartnäckiger als dieser. Unzählige Firmen und andere Institutionen, aber auch Menschen predigen immer wieder, dass das Frühstück die wichtigste Mahlzeit des gesamten Tages ist. Auch Werbungen, jeder kennt sie aus dem Fernsehen, scheinen immer wieder vermitteln zu wollen, dass das Frühstück der „unverzichtbare Start in den Tag" ist und man einen Tag nur gut mit einem Frühstück beginnen kann. Auffallend ist hier, dass vor allem die Firmen und Institutionen, die mit Nahrungsmitteln zu tun haben, die für das Frühstück gedacht sind, immer wieder solche Floskeln von sich geben. Ihr Umsatz ist schließlich davon abhängig, wie viel zum Frühstück gegessen wird. Allerdings ist das in der Praxis nicht unbedingt der Wahrheit entsprechend. Das Frühstück kurbelt nicht den Stoffwechsel an. Was das Frühstück tatsächlich macht, ist den Blutzuckerspiegel in die Höhe zu treiben, das stimmt. Allerdings gibt es keinen Hinweis darauf, dass der Stoffwechsel langsamer ist, wenn nicht gefrühstückt wurde oder es besser funktionieren würde, wenn man gefrühstückt hat. Für die Mehrheit der Menschen ist es also völlig gleichgültig, ob ein Frühstück stattfindet oder eben nicht. Es gibt allerdings eine Gruppe von Menschen, die nicht auf das Frühstück verzichten sollten. In diese Gruppe fallen diejenigen, die Medikamente einnehmen müssen oder an einer Krankheit leiden, wo ein Verzicht auf das Frühstück mit der Behandlung kollidiert. In diesem Falle sollten Sie nicht auf das Frühstück verzichten.

Mythos Nummer 2 – es müssen 5 bis 6 Mahlzeiten am Tag eingenommen werden

Dieser Mythos besagt, dass wenn Sie fünf bis sechs Mahlzeiten am Tag zu sich nehmen, der Stoffwechsel konstant bleibt und nicht abfällt. Es sollen demnach drei kleinere Hauptmahlzeiten und zwei oder drei kleine Zwischenmahlzeiten zu sich genommen werden. Auch heute gibt es sicher noch einige Ernährungsberater, die diesem Mythos folgen. Dies ist allerdings eine veraltete Ansicht und nicht wissenschaftlich belegt. Der Stoffwechsel ist nicht von den Mahlzeiten abhängig. Tatsächlich wissenschaftlich bewiesen ist allerdings, dass das regelmäßige Essen in kleinen Portionen die Insulinsensibilität vermindert und sich Bauchfett schneller ansetzten kann. Daher ist dieser Mythos nicht der Wahrheit entsprechend und nicht zielführend.

Mythos Nummer 3 – wenige Mahlzeiten führen zum Abbau von Muskelmasse

Es gibt zahlreiche Menschen, die dem Mythos, dass durch wenige Mahlzeiten Muskelmasse verloren geht, glauben. Die Menge der bestehenden Muskeln bestimmt den persönlichen Ruhe-Stoffwechsel. Reduziert sich die Muskelmasse, sinkt ebenso der Ruhe-Stoffwechsel. Hierdurch können Sie dann schneller an Gewicht zunehmen. Dies begründet zwar die Angst, Muskelmasse einzubüßen, allerdings begründet es nicht, dass Muskelmasse verloren geht, wenn über einen gewissen Zeitraum nichts gegessen wird. Der Körper besitzt Fettdepots, die er als Energiequelle nutzt, sobald die Nahrung verdaut wurde. Die oben genannte Aussage, dass durch wenige Mahlzeiten Muskelmasse verloren geht, ist also völlig falsch, denn dies entspricht nicht den natürlichen Körperfunktionen.

Mythos Nummer 4 – wer fastet, stellt seinen Körper auf Sparflamme

In damaligen und früheren Zeiten waren die Urmenschen daran gewöhnt, immer mal wieder Phasen des Nahrungsverzichts zu haben. Haben sie nichts gejagt oder es wurde nichts Essbares gefunden, hatten sie keine andere Wahl. Es folgte ein Fastentag. Diese Perioden kamen vor allem in den

Wintermonaten vor. Aus diesem Grund hat die Evolution den menschlichen Körper mit einer Art Energiesparmodus ausgestattet. Hat sich dieser Modus eingeschaltet, wird der Stoffwechsel verlangsamt. Das bedeutet, dass der Körper mit seinen Fettdepots sparsamer umgeht und so die Wahrscheinlichkeit zu verhungern reduziert wird. Der Gedanke, dass man Angst vor dem Einstellen dieses Energiesparmodus hat, ist also berechtigt. Allerdings stellt sich dieser Modus nicht sofort ein. Erst ab einer Zeit von ungefähr 60 Stunden stellt der Körper auf Energiesparmodus. Da beim Intervallfasten die Essenspause etwa 16 Stunden ist, brauchen Sie davor also keine Angst zu haben. Es wird eher angenommen, dass die Urmenschen morgens nichts gegessen haben, sondern erst auf die Jagd gehen mussten, um sich ihre Nahrung zu beschaffen. Es wird vermutet, dass sie erst gegen Nachmittag von der Jagd zurückkehrten. Das Intervallfasten imitiert also mehr den ursprünglichen Nahrungszyklus der Menschen.

Die häufigsten Fasten-Fehler

Damit Sie die Vorteile des Intervallfastens auch erreichen und für sich nutzen können, müssen Sie einige Dinge beachten. Denn nur, wenn Sie es richtig machen, werden Sie die körperlichen Vorteile bei sich beobachten können. Vor allem in der momentanen Zeit, wo das Intervallfasten als DIE Methode zum Abnehmen angepriesen wird, fällt auf, dass viele Menschen gar nicht so recht wissen, wie man das in der Praxis dann tatsächlich korrekt umsetzt. Nachfolgend werden Ihnen die häufigsten Fehler aufgezeigt, die bei der Umsetzung der beliebtesten 16:8 Methode aber auch bei der 5:2 Methode auftreten. Grundsätzlich können die folgenden Fehler jedoch auf alle der bestehenden Intervallfasten-Methoden bezogen werden.

Fehler Nummer 1 – Es wird zu ungesund gegessen

Da beim Intervallfasten ein bestimmter Rhythmus eingehalten wird und nicht genau beschrieben ist, was Sie essen dürfen und was nicht, neigen viele Menschen dazu, ordnungsgemäß die 16 Stunden nichts zu essen, aber die restlichen 8 Stunden alles Mögliche in sich reinzustopfen. Häufig wird dann zu Fast-Food und Süßigkeiten gegriffen. Das Ziel hingegen ist, dass Sie sich in den 8 Stunden gesund und natürlich ernähren. Junk-Food sollte also nicht auf der Liste stehen, stattdessen wählen Sie Ihre Lebensmittel bewusst aus und setzen auf eine frische und pflanzenbasiere Ernährung ohne Zucker.

Fehler Nummer 2 – Es wird zu schnell und zu viel gegessen

Sind Sie lange Essenspausen nicht gewöhnt, neigen Sie vielleicht dazu, wenn es dann endlich wieder etwas zu essen gibt, sehr schnell und sehr viel zu essen. Dies führt unweigerlich zu einem gestressten und überlasteten Verdauungssystem. Durch das ungenügende Kauen der Nahrung kann der Körper weniger Nährstoffe aufnehmen und verwerten. Wollen Sie fasten, um etwas an Gewicht zu verlieren, achten Sie darauf, dass Sie nicht mehr Kalorien zu sich nehmen, als Sie auch tatsächlich verbrennen. Man kann sagen, dass Männer ein Kaloriendefizit von rund 300 bis 500 und Frauen von rund 200 bis 300 Kalorien am Tag benötigen, um abzunehmen. Sie sollten daher anfangen, Ihre Mahlzeiten zu planen und langsam zu essen, damit Sie Ihre Nahrung auch vernünftig kauen können und Ihr Körper die wichtigen Nährstoffe aufnehmen kann. Außerdem sollten Sie nicht zu viel essen.

Fehler Nummer 3 – Es wird übertrieben

Es ist wichtig, dass Sie wissen, dass das Intervallfasten nicht das Gleiche wie eine Fastenkur ist. Dies ist nämlich ein weiterer häufiger Fehler. Die Fastenzeiten werden immer weiter ausgedehnt und in den Essenszeiten wird nur sehr wenig gegessen. Dadurch können schnell Mängel im Nährstoff- und Mineralstoffhaushalt entstehen. Wird dies dann einige Wochen durchgezogen, um an Gewicht zu verlieren, wird das im ersten Moment auch geschehen. Doch es wird nach kurzer Zeit, wie bei allen kurzfristigen FDH-Diäten, der Jojo-Effekt eintreten. Das Intervallfasten ist also eine dauerhafte Ernährungsform und keine vorübergehende Diät. Wie schon weiter vorne beschrieben, tritt bei korrekter Durchführung beim Intervallfasten kein Jojo-Effekt auf.

Fehler Nummer 4 – Es wird zu viel erwartet

Häufig entstehen zu hohe Erwartungen, was den Gewichtsverlust oder andere körperliche Probleme angeht. Hier sei wieder gesagt, dass das Intervallfasten keine Diät ist, sondern eine dauerhafte Lebensform, um für sich und seinen Körper das Beste zu tun. Das Ziel ist es also nicht, in kürzester Zeit 20 Kilo abzunehmen und auf eine Spontanheilung zu warten, sondern eher im Durchschnitt ein halbes Kilo pro Woche zu verlieren und durch eine Umstellung der Ernährung und der allgemeinen Lebensform körperliche Leiden, wie zum Beispiel Gelenkschmerzen durch Arthrose, zu verringern. Das bedeutet, um die Vorteile des Ganzen nutzen zu können, müssen Sie mehr tun, als 16 Stunden zu fasten. Verzichten Sie auf Zucker, Zigaretten und Junk-Food, trinken Sie viel Wasser, ernähren sich gesund und bewegen sich ausreichend.

Fehler Nummer 5 – Es gibt ständige Ausnahmen

Ein weiterer häufiger Fehler ist, sich immer wieder Ausnahmen zu erlauben. Diese Ausnahmen führen dazu, dass das Intervallfasten unterbrochen wird und Sie nicht die vollen gesundheitlichen Vorteile nutzen können. Hat sich der Körper bereits an die Abläufe des Intervallfastens gewöhnt und Sie fangen dann immer wieder an, sich Ausnahmen zu genehmigen, wird es Ihnen nach kurzer Zeit schwerfallen, auf die Ausnahmen zu verzichten. So schleichen diese sich dann schnell ein und werden zu einer dauerhaften „Ausnahme“ und diese integriert sich fest im Essensrhythmus. Daher entscheiden Sie sich von Anfang an, ob Sie wirklich diese Fasten-Methode wählen wollen oder nicht. Wenn ja, ziehen Sie es richtig durch und Sie werden merken, dass Sie sich im Allgemeinen viel besser und fitter fühlen werden. Wenn Sie das nicht möchten, können Sie sich auch immer wieder Ausnahmen erlauben. Allerdings ist es dann kein richtiges Intervallfasten und dann können Sie auch nicht in dem Umfang davon profitieren.

Fehler Nummer 6 – ständig nach Dingen suchen, die Sie essen/trinken dürfen

Vielen Menschen fällt es extrem schwer, mehrere Stunden nichts zu essen und ausschließlich Wasser zu trinken. Sie sind daher auf der ständigen Suche nach Dingen, die auch während der Fastenzeit konsumiert werden können. Das jedoch ist ein weiterer Fehler, denn während dieser Zeit sollen keine Kalorien aufgenommen werden. Das bedeutet, in dieser Zeit werden nur Wasser, ungesüßte Getränke oder Kräutertees getrunken. Das Fasten bedeutet, dass Sie Ihre Gewohnheiten und auch Süchte überdenken sollten und sich selbst reflektieren. Sie sollten daher nicht während der Fastenzeit Ihre Gedanken mit Essen und Trinken verschwenden, sondern Ihren Körper eine Ruhe gönnen und sich darüber freuen, dass dieser seine normale Funktion ausführen kann, sich zu reinigen und zu erholen.

Fehler Nummer 7 – Es wird zu schnell aufgegeben

Wenn Sie bisher auch zu den Menschen gehört haben, die immer sehr regelmäßig gegessen haben und selten eine Mahlzeit ausfallen lassen, wird es Ihnen möglicherweise, vor allem in der Anfangszeit, sehr schwerfallen. Hier stellt sich dann schnell das Gefühl ein, dass man es nie im Leben schafft und schließlich gibt man auf. Essen Sie am Abend gegen 20 Uhr die letzte Mahlzeit und die erste Mahlzeit dann gegen 12 Uhr. Sollte Ihnen das jedoch zu schwerfallen und Sie fühlen sich am Anfang sehr unwohl, können Sie in der Zeit einen kleinen Snack mit ca. 50 Kalorien mit einbeziehen. Dies sollte dann aber nach der Gewöhnungsphase wieder gestrichen und wieder in den richtigen Fastenrhythmus übergegangen werden. Geben Sie also nicht zu schnell auf, sondern versuchen Sie anfänglich eine kleine Alternative zu schaffen. Auch ist es möglich, in der Anfangsphase mit nur 12 Stunden zu fasten. Entscheiden Sie selbst, was für Sie die beste Methode ist.

Fehler Nummer 8 – Es ist für Sie nicht alltagstauglich

Wenn Sie gerne mit dem Intervallfasten beginnen möchten, aber es irgendwie überhaupt nicht in Ihren Alltag zu integrieren ist, sollten Sie Ihrem Körper auf andere Weise etwas Gutes tun. Versuchen Sie stattdessen, krampfhaft das Intervallfasten durchzuziehen, geraten Sie und Ihr Körper schnell in Stress. Es wird dauerhaft zu viel Cortisol ausgeschüttet, was wiederum ungesund für die Psyche und den Körper ist. Ernähren Sie sich stattdessen natürlich und gesund, treiben Sie Sport und vermeiden Sie Junk-Food und Zucker. Sie können versuchen, eine gewisse Fastenzeit in Ihren Alltag einzubauen, so wie es eben in diesen passt, denn Druck und Zwang sind hier die falschen Methoden.

Fehler Nummer 9 – Es entsteht eine Besessenheit

Vielleicht kennen Sie dies bei sich selbst, bei Bekannten, Arbeitskollegen oder auch bei Freunden. Es wird sich für eine neue Sache begeistert und schon wird jedem und überall erzählt, wie toll es doch ist. Andere Menschen werden gedrängt mitzumachen und die, die es nicht wollen, müssen sich oftmals dann eine Standpauke anhören, dass es so wie sie es handhaben, alles andere als gesund ist. Es entsteht eine Art Besessenheit. Ein Variante dafür ist zum Beispiel, wenn eine Freundin von Ihnen vegan lebt und diese zwanghaft versucht, Sie davon zu überzeugen, wie gut dieses ist und wie schlecht Ihre Ernährung doch ist. Doch auch beim Intervallfasten gibt es so eine Art von Besessenheit.

Die Zeiten werden strikt bis auf die Minute eingehalten, es wird abgezählt, was gegessen wird und wie gegessen wird. Es ist gut, wenn Sie davon begeistert sind und es richtig machen wollen. Sie sollten aber andere Menschen nicht dazu drängen, es Ihnen gleichzutun. Bleiben Sie entspannt. Sie können andere darüber informieren, aber Sie sollten sie nicht bedrängen und es ihnen aufzwingen. Außerdem sollten Sie die Phasen des Intervallfastens natürlich ernst nehmen, aber es nicht zu zwanghaft sehen.

Fehler Nummer 10 – Es wird zu wenig geschlafen

Wer kennt es nicht, der Wecker klingelt viel zu früh und der Schlaf war viel zu wenig. Achten Sie darauf, genügend Schlaf zu bekommen, denn Schlafmangel hat Auswirkungen auf Ihren Körper. Der Schlaf dient als eine Art Reset-Knopf, bei dem das Erlebte verarbeitet wird und der Körper und die Psyche zur Ruhe kommen. Fehlt dem Körper nun der Schlaf, kann dies zu körperlichem Stress führen.

Fehler Nummer 11 – Es wird sich unter Stress gesetzt

Machen Sie sich selbst keinen Stress. Achten Sie stattdessen auf einen guten Stressabbau und sorgen Sie für eine gute Stresstoleranz. Sollten Sie zu den Menschen gehören, die schnell unter Stress geraten, eignen Sie sich ein gutes Stressmanagement an. Dies kann Ihnen zusätzlich helfen, einen angenehmeren Alltag zu haben. Besteht dauerhaft Stress, wird das Stresshormon Cortisol ausgeschüttet, welches die Einlagerung von Fettdepots und die Infektanfälligkeit begünstigt. Ein wichtiger Ausgleich ist demnach unverzichtbar.

Fehler Nummer 12 – Es wird sich zu wenig bewegt

Sich ausreichend zu bewegen, ist nicht nur für den Körper wichtig, sondern auch für die Psyche. Stress wird bei der Bewegung an der frischen Luft abgebaut und gleichzeitig gerät Ihr Körper nicht in Versorgungsengpässe. Daher sollten Sie immer darauf achten, sich ausreichend zu bewegen. Es muss nicht immer gleich ein umfangreiches Kardiotraining sein. Selbst wenn Sie täglich nur eine dreiviertel Stunde spazieren gehen, hat dies schon positive Auswirkungen.

Tipps für Intervallfasten-Anfänger zur korrekten Durchführung

Wenn Sie mit dem Intervallfasten beginnen wollen, sollten Sie auf die folgenden Dinge achten. Diese sind nämlich von Mensch zu Mensch sehr unterschiedlich und hängen von den persönlichen Ausgangspositionen ab. Sie sollten also Ihren Körper langsam an das Fasten gewöhnen und nicht von heute auf morgen Ihren Organismus und Körper ins kalte Wasser schmeißen. Dies ist nicht zielführend, sondern nur von Nachteil.

- In kleinen Schritten anfangen. Möchten Sie nach der 16:8 Methode vorgehen, empfiehlt es sich, seinen Körper und Organismus nicht ins kalte Wasser zu werfen. Je nachdem, wie Ihr derzeitiger Essensrhythmus ist, wählen Sie am Anfang eine kürzere Fastenzeit und steigern diese langsam, bis Sie bei den 16 Stunden angekommen sind. Dies verhindert, dass Ihr Körper in Stress gerät und es Auswirkungen auf Ihr Hormonsystem hat.
- Wenn Sie es bisher gewohnt sind, vier oder sogar noch mehr Mahlzeiten zu sich zu nehmen, genehmigen Sie sich am Anfang 3 bis 4 Mahlzeiten. Wenn Sie zu schnell auf zu viele Mahlzeiten verzichten, hat dies ebenso negative Auswirkungen auf Ihren Körper. Er geriet wieder in Stress und Sie fühlen sich unwohl. Sie können auch langsam von Woche zu Woche eine Mahlzeit mehr weglassen und sich so langsam an den neuen Essensrhythmus gewöhnen.
- Es empfiehlt sich, wenn Sie das erste Mal die Fastenperiode richtig durchziehen, diese an einen Wochenendtag zu schieben. Meistens fällt es einem dann leichter, wenn Sie sich anderweitig ablenken können.
- Achten Sie auf Ihren Blutzuckerspiegel. Wenn Sie es gewohnt sind, über den Tag verteilt viele kleinere Mahlzeiten zu sich zu nehmen, besitzen Sie

höchstwahrscheinlich auch einen immer erhöhten Blutzuckerspiegel. Fallen nun nahezu alle Mahlzeiten weg und es bleiben nur noch 2 oder 3 übrig, kann es zu einem stärkeren Abfall kommen. Die Symptome sind unterschiedlich. So können Kopfschmerzen, Schwindel, unscharfes Sehen, Verwirrtheit, Schwitzen, aber auch Herzrasen sowie Zittern und Rastlosigkeit ein Indiz dafür sein.

- Achten Sie genau auf körperliche Anzeichen. Für manche Frauen sind 16 Stunden eine zu lange Zeit, um ohne Nahrung auszukommen. Nehmen Sie die Anzeichen Ihres Körpers ernst und reduzieren Sie diese Zeit auf ein Maß, das für Sie und Ihren Körper gut ist.
- Achten Sie stets auf eine gesunde und ausgewogene Ernährung. Vor allem hochwertige Proteine, Omega-3-Fettsäuren und Aminosäuren sind wichtig. Die Proteine verursachen ein größeres Sättigungsgefühl als Kohlenhydrate. Hinzu kommt, dass sie auch die Muskulatur schützen. Die Omega-3-Fettsäuren sind wichtig für das Herz-Kreislauf-System.
- Verzichten Sie auf Zucker, Alkohol und Junk-Food.
- Treiben Sie Sport oder bewegen sich ausreichend an der frischen Luft. Das entspannt Körper und Geist und dient ebenso für ein ausgeglichenes Körpergefühl. Der Stoffwechsel wird angeregt und Fett wird verbrannt.
- Nehmen Sie ausreichend viel Wasser zu sich. Als kleine Richtlinie können Sie 2 Liter pro Tag einplanen. Am besten ist Wasser ohne Kohlensäure.
- Bauen Sie das Intervallfasten zu einer Gewohnheit auf. So wird es Ihnen in Zukunft nicht mehr so schwerfallen, die Zeiten einzuhalten. Wie Sie eine Gewohnheit richtig aufbauen und alte Gewohnheiten ablegen, erfahren Sie später.

Ablenkungs- und Vorsorgeideen gegen Heißhungerattacken

Sollte sich während der Fastenphase eine Heißhungerattacke einstellen, gibt es einige Tricks, mit denen Sie diese Attacke überwinden können. Meistens stellt sich so ein Heißhunger während der Fastenphase ein. Doch auch während der Essensphase kann dieser auftreten. Haben Sie also Ihre erste Mahlzeit bereits gegessen und die zweite Mahlzeit ist erst in einigen Stunden, ist es schwer, stark zu bleiben, sofern man es bei zwei Mahlzeiten pro Tag belassen möchte. Glücklicherweise gibt es hierfür einige Tipps, die Sie für sich nutzen können, um auch die fiesen Heißhungerattacken abzuwehren.

1. Suchen Sie sich Ablenkung

In den meisten Fällen geht der Heißhunger genauso schnell wie er auch gekommen ist. Geben Sie also nicht sofort nach, wenn Sie das starke Verlangen nach etwas zu essen haben. Suchen Sie sich also eine gute Ablenkung. Rufen Sie eine Freundin an, räumen Sie etwas auf oder suchen Sie sich allgemein eine gute Ablenkung. Sie können auch im Internet stöbern, allerdings sollten Sie darauf achten, sich keine Essensideen anzugucken. Das macht das Ganze noch viel schwieriger.

2. Drücken Sie den Hunger weg

Akupressur kann bei so einigen Verspannungen Wunder bewirken. Doch auch bei einer Heißhungerattacke kann es Abhilfe verschaffen. Drücken Sie dafür für 15 Sekunden mit dem Zeigefinger auf die Vertiefung zwischen Ihrer Nase und der Oberlippe. Atmen Sie dabei tief ein und entspannen Sie sich. Durch den Druck wird diese Stelle stimuliert und signalisiert dem Appetitzentrum, dass Sie keinen Hunger mehr haben.

3. Kauen Sie Kaugummi

Auch Kaugummi zu kauen, kann Ihnen helfen, den Heißhunger loszuwerden. Am geeignetsten sind Pfefferminz-Kaugummis. Durch den Pfefferminzgeschmack wird das Verlangen nach etwas Süßem oder Fettigem neutralisiert. Achten Sie jedoch darauf, dass die Kaugummis ohne Zucker sind.

4. Zähne putzen

Eine weitere Möglichkeit ist das Zähneputzen. Ähnlich wie es auch beim Kaugummikauen ist, verbreitet sich der frische Geschmack der Zahnpasta im Mund und neutralisiert den Heißhunger. Wie jeder weiß, schmecken die Speisen, die man nach dem Zähneputzen zu sich nimmt, in den seltensten Fällen lecker. Der Geschmack der Zahnpasta verändert also den Geschmack des Essens und macht es deshalb weniger interessant.

5. Essen Sie ballaststoffreich

Essen Sie nach Möglichkeit hauptsächlich Vollkornprodukte. Auf Weißmehl sollten Sie so gut es geht verzichten. Die Vollkorn-Lebensmittel enthalten unverdauliche Pflanzenfasern, welche sich mit Flüssigkeit vollsaugen und ein längeres Sättigungsgefühl signalisieren. Weißmehlprodukte hingegen besitzen diese Eigenschaft nicht. Diese sorgen für einen schnell ansteigenden und einen ebenso schnell abfallen Blutzucker, wodurch Sie nach dem Abfall wieder Hunger bzw. Appetit verspüren.

6. Stressvermeidung/Stressabbau

Stress ist der Auslöser für viele Dinge. So auch für den Heißhunger. Hier lohnt es sich, wenn Sie an die frische Luft gehen und sich etwas bewegen. Gehen Sie eine Runde spazieren oder fahren Sie ein Stück mit dem Fahrrad. Dies hilft Ihnen, die Stresshormone wieder abzubauen.

7. Kaufen Sie nur nach Plan

Der größte Fehler, den allerdings jeder schon einmal gemacht hat, ist mit Hunger einkaufen zu gehen. Es landen dann Dinge im Einkaufswagen, die Sie sonst nicht gekauft hätten. Stellt sich dann zu Hause die

Heißhungerattacke ein, ist die Verlockung umso größer, wenn Lebensmittel im Schrank stehen, die man gut zwischendurch essen kann. Sie sollten daher ohne Hunger einkaufen gehen und sich vorher einen Plan machen, was Sie kaufen möchten. So gibt es für Sie zu Hause eine nicht ganz so große Verlockung, wenn alle Lebensmittel fest eingeplant sind.

8. Ausgewogen und natürlich Essen

Je ausgewogener Sie essen, desto länger hält auch das Sättigungsgefühl. Versorgen Sie also Ihren Körper mit all den wichtigen Dingen, die er braucht. Essen Sie also am besten immer frisch und natürlich mit vielen Ballaststoffen.

9. Etwas Heißes trinken

Sie können bei Heißhungerattacken auch etwas Heißes trinken. Zum Beispiel eine Tasse heißes Wasser. Dies kommt aus dem Ayurvedischen und sorgt gleichzeitig für eine Reinigung des Körpers, da es nicht verstoffwechselt werden muss. Alternativ können Sie aber auch eine Tasse Kräutertee trinken.

10. Essen Sie Obst

Essen Sie zum Ende Ihrer Mahlzeit einen Apfel oder anderes Obst. Der Vorteil vom Obst ist, dass es eine geringe Energiedichte besitzt, ballaststoffreich ist und viel Wasser enthält. Diese Eigenschaften sorgen für ein längeres Sättigungsgefühl und sind gleichzeitig sehr gesund.

11. Schlafen Sie ausreichend

Die Ausschüttung von appetitanregenden Hormonen wird durch Schlafmangel gefördert. Sie sollten daher darauf achten, dass Sie genug und ausreichend schlafen.

12. Trinken Sie Wasser

Manchmal wird auch der Hunger mit Durst verwechselt. Sollte der Heißhunger auftreten, greifen Sie lieber zu einem Glas Wasser.

Wie Sie alte unerwünschte Gewohnheiten ablegen und neue etablieren können

Unter einer Gewohnheit versteht man im Grunde einen Automatismus. Diesen Automatismus aktiviert das Gehirn unbewusst immer wieder und wieder, sobald ein bestimmter Kontext gegeben ist. Unter Gewohnheiten können nicht nur die Essensgewohnheiten fallen, sondern eben auch bestimmte Handlungen, Gefühle oder auch Gedanken. Der Mensch ist bekanntermaßen ein Gewohnheitstier. Daher bestimmten Ihre Gewohnheiten rund 40 Prozent aller Entscheidungen, die Sie am Tag treffen. Gewohnheiten entstehen nicht von heute auf morgen und genauso kann man alte Gewohnheiten nicht von heute auf morgen ablegen. Diese sind antrainiert. Sie führen eine gewisse Handlung in einem immer gleichen Kontext durch. Sofern hier dann die maßgeblichen Bedingungen erfüllt sind, werden diese Handlungen, wenn sie immer wieder so durchgeführt werden, zu einem Automatismus.

Damit Sie verstehen, warum es so schwierig ist, alte Gewohnheiten abzulegen und neue Gewohnheiten aufzubauen, müssen Sie wissen, von wo diese Automatismen gesteuert werden. Die Basalganglien befinden sich in einem evolutionär gesehenen alten Bereich des Gehirns. Dieses Gehirnareal bestimmt ebenso die Atmung sowie den Herzschlag. Aufgrund dieser Tatsache liegt es nahe, dass die Gewohnheiten, welche aus diesem wichtigen Hirnareal gesteuert werden, nur mit der Zeit abgelegt werden können und gewisse Gewohnheiten, die keine direkten Handlungen benötigen, sich sehr schwer bewusst steuern lassen. Eine Gewohnheit besteht aus drei Elementen. Das erste Element ist der Auslöser. Ihre Gewohnheit wird zum Beispiel durch einen bestimmten Ort, ein bestimmtes Gefühl, eine Uhrzeit oder aber auch ein bestimmtes Ereignis ausgelöst. So zum Beispiel die Gewohnheit, immer morgens um 8 Uhr den Kaffee zu kochen und in der Küche den Frühstückstisch zu decken und schließlich zu frühstücken. Das zweite Element ist die Routine. Also das wiederholte Ausführen einer bestimmten Handlung. In Bezug auf das Intervallfasten kann so eine routinierte Handlung das regelmäßige Greifen in eine Naschtüte sein. Oder immer, sobald Sie bei der Arbeit angekommen sind, direkt wieder zu frühstücken. Als weiteres gutes Beispiel kann man hier jedoch auch das Rauchen aufführen. Die Gewohnheit, nach dem Essen eine zu rauchen, ist weit verbreitet. Das letzte Element ist die Belohnung. Sie führen also Ihre bestimmte Handlung aus, die Ihrer Gewohnheit entspricht, und schon wird von dem Belohnungszentrum Dopamin ausgeschüttet. Der Körper belohnt sich selbst für die ihm bekannte Gewohnheit. Dies ist einer der Hauptgründe, weshalb Gewohnheiten entstehen und es so schwierig ist, sie abzulegen. Natürlich ist jede Gewohnheit immer anders. Jedoch haben alle Gewohnheiten ihren Auslöser, unterliegen einer Routine und bekommen eine Belohnung. Das Schlechte an Gewohnheiten ist, dass sie nicht einfach gelöscht werden können. So besitzt jede einzelne Gewohnheit, die Sie sich im Laufe der Jahre angeeignet haben, ein Netzwerk aus neuronalen Verknüpfungen im Gehirn. Das Gute ist jedoch, dass Sie die schlechten Gewohnheiten oder eben die Gewohnheiten, die Sie ändern wollen, loswerden können und wie das geht, erfahren Sie nachfolgend.

WIE SIE EINE ALTE GEWOHNHEIT ABLEGEN ODER ÄNDERN KÖNNEN

Alte Gewohnheiten können Sie sich „abtrainieren". Hierfür müssen Sie die alte Routine durch eine neue ersetzen. Hierzu gibt es vier Schritte, an denen Sie sich orientieren sollten.

1 Identifizieren Sie die Routine

Da die Routine eben die unerwünschte Handlung ist, die Sie verändern wollen, ist der erste Schritt, diese Handlung bewusst nicht mehr auszuführen.

2 Finden Sie eine Belohnung

Gehen Sie in sich und überlegen Sie, was in Ihrer Gewohnheit die Belohnung darstellt. Bei gewissen Gewohnheiten gibt es verschiedene bzw. mehrere Belohnungen und Möglichkeiten. Ein kleines Beispiel: Wer abends vor dem Fernseher mit einer Packung Chips sitzt und diese dann vollständig vertilgt, kann folgende Gründe dafür haben - Hunger oder Langeweile. In so einem Fall müssten Sie sich eine andere Ablenkung als Fernsehen suchen und dann gucken, ob Sie noch immer Lust auf Chips haben oder durch eine andere Ablenkung daran gar nicht mehr denken. Dann wäre die Langeweile der Auslöser und die Belohnung das Greifen in die Chipstüte und das Ausschütten des Dopamins.

3 Finden Sie den Auslöser

Es gibt fünf typische Auslöser, auch wenn zahlreiche andere Dinge als Auslöser infrage kommen würden, decken diese fünf nahezu alle konkreten Handlungen ab. Der erste Auslöser ist eine ganz bestimmte Uhr- oder auch Tageszeit. Der zweite Auslöser ist ein gewisser Standort bzw. eine bestimmte Umgebung, der dritte Auslöser ist der gewisse emotionale Zustand, als vierten Auslöser ist die Anwesenheit von gewissen Menschen zu nennen und zum Schluss und als der letzte Auslöser ist die unmittelbar vorangegangene Handlung zu nennen.

Damit Sie in Ihrem Fall den richtigen Auslöser finden, können Sie ein Blatt Papier und einen Stift immer parat haben. Schreiben Sie immer, sobald Ihre nicht gewollte Routine auftritt, diese fünf Faktoren auf. Sobald Sie dies einige Male gemacht haben, werden Sie ein gewisses Muster erkennen und können dann gezielt daran arbeiten.

4 Erstellen Sie sich einen Plan

Damit Sie es schaffen, Ihre ungewollte Gewohnheit abzulegen, müssen Sie immer dann, wenn der Auslöser auftritt, einer bewussten Alternativhandlung nachgehen. Das bedeutet im Grunde, dass Sie sich eine neue Gewohnheit antrainieren müssen, damit diese anstelle der alten Gewohnheit auftritt bzw. diese ersetzt. Diese Alternativhandlung könnte so aussehen: Sie haben Appetit, doch anstatt zu etwas Essbarem zu greifen, trinken Sie ein Glas Wasser oder einen Kräutertee.

Die Dauer der Gewohnheitsänderung

Wie lange eine Gewohnheitsänderung tatsächlich dauert, ist von Mensch zu Mensch unterschiedlich. Grundsätzlich ist es aber so, dass es deutlich länger dauert, eine alte und ungewollte Gewohnheit abzulegen, als die Zeitspanne, in der Sie sich die Gewohnheit angeeignet haben. In einem Experiment vom UCL kamen die Forscher auf einen Mittelwert von 66 Tagen, um eine neue Gewohnheit aufzubauen. Bei diesem Ergebnis haben manche „Ausreißer“ den Wert ziemlich verändert und in die Höhe geschoben. Bei den meisten Probanden hat es rund 30 Tage gedauert, eine neue Gewohnheit aufzubauen. Aber wie schon gesagt, eine bestehende Gewohnheit abzulegen dauert länger.

Tipps zur Gewohnheitsänderung

Um eine schon bestehende Gewohnheit zu verändern, gibt es unterschiedliche Tipps, an denen Sie sich orientieren können. Diese Tipps werden Ihnen helfen, die unerwünschten bestehenden Gewohnheiten abzulegen und gegen eine bessere Gewohnheit zu tauschen.

1 Kontrollieren Sie sich selbst

Wie Sie sich am besten selbst kontrollieren können, hängt von Ihrer Persönlichkeit ab. Sie sollten daher als Erstes überlegen, in welche Kategorie Sie fallen.

1. Sie sind gut darin, Erwartungen von anderen Personen zu erfüllen.
2. Sie sind gut darin, Ihre eigenen Erwartungen zu erfüllen.
3. Sie sind gut darin, alle Erwartungen zu erfüllen.
4. Sie sind eher ein Rebell und reagieren grundsätzlich negativ auf Erwartungen.

Haben Sie sich in einer dieser Kategorien wiedergefunden, geht es darum, die für Sie richtige Kontrollinstanz auszusuchen. Dies wären entweder die externe Kontrollinstanz oder die interne Kontrollinstanz. Gehören Sie zu den Rebellen, verzichten Sie ganz auf Kontrollen.

Äußere Kontrollinstanzen sind Familienangehörige und Freunde. Aber auch Arbeitskollegen und Bekannte können als äußere Kontrollinstanz fungieren. Sie sollten diesen erzählen, was Sie vorhaben und wie sie Sie unterstützen können.

Als **innere Kontrollinstanz** dient zum Beispiel das Monitoring. Beim Monitoring geht es in erster Linie darum, dass auch kleine Erfolge und die dazugehörigen Informationen bewusst wahrgenommen werden. Ohne diese Art von Monitoring passiert es oft, dass Informationen übersehen werden oder sogar unbewusst ignoriert werden. Deshalb kann man auch sagen, dass das Monitoring den Selbstbetrug verhindert. Das Monitoring kann durch unterschiedliche Arten erfolgen. Zum Beispiel das regelmäßige Wiegen und Messen Ihres Körpergewichts, um zu sehen, wie viel Sie schon an Gewicht verloren haben. Eine andere Art ist das Ernährungstagebuch, in dem Sie alles aufschreiben, was Sie zu sich genommen haben. Sollte sich kein Abnehmerfolg einstellen, können Sie anhand dieses Tagebuches erkennen, was Sie eventuell zu viel gegessen haben und was der Grund dafür ist.

Wer jetzt denkt, dass er auch ohne das Monitoring auskommt, irrt sich in den meisten Fällen. Erst wenn Sie sich vernünftig selbst reflektieren und Ihre Essgewohnheiten und Ihre Bewegung bewusst niederschreiben, können Sie sich ein richtiges Bild von Ihrem Standpunkt machen. Aufgrund der selektiven Wahrnehmung wird nämlich immer etwas übersehen. Sie können somit mit dem Monitoring immer selbst überprüfen, was Ihnen hilft, die Phasen des Intervallfastens besser zu überstehen, die richtige Ernährung einzuhalten und Ihr gesetztes Ziel leichter und besser zu erreichen.

Optimieren Sie Ihre Erfahrungsqualitäten

Verbessern Sie Ihre Intervallfasten-Erfahrungen. Die Erinnerungen, die man an vergangene Dinge und Empfindungen hat, sind lückenhaft - aber vorhersagbar. Das bedeutet, Sie erinnern sich zwar nicht mehr an Ihr Empfinden während der gesamten Handlung oder des Ereignisses, sondern nur an dessen Höhepunkt und dessen Ende. Dies bezieht sich auf alle möglichen Dinge. Sei es das Joggen oder Fahrradfahren, die Umstellung auf das Intervallfasten oder aber auch andere Dinge aus dem alltäglichen Leben. Den Höhepunkt dieser Empfindungen kann man nicht steuern und ebenso haben Sie darauf kaum Einfluss. Allerdings können Sie auf das Ende dieses Ereignisses durchaus Einfluss nehmen und dieses bewusst gestalten. Dies könnte so aussehen, dass Sie vor der letzten Mahlzeit eine Runde joggen gehen und die Joggingrunde so wählen, dass die letzten Minuten so angenehm und schön wie möglich sind. Also das Tempo etwas verlangsamen, vielleicht sogar leicht bergab, wenn das möglich ist, oder was immer sehr schön und zu empfehlen ist, ist das Joggen während des Abends bei Sonnenuntergang, wenn die Welt wieder zur Ruhe kommt. Anschließend gibt es dann eine leckere ausgewogene Mahlzeit. So schaffen Sie es, dass der gesamte Lauf Ihnen positiv im Gedächtnis bleibt und es sich ebenso positiv auf Ihre Motivation auswirkt und so neue Gewohnheiten leichter aufgebaut werden und alte Gewohnheiten leichter abgelegt werden können.

Suchen Sie sich einen zuverlässigen Auslöser

Je schwerer es Ihnen fällt, die neue Gewohnheit des Intervallfastens aufzubauen, desto mehr profitieren Sie von guten Auslösern. Haben Sie keinen Auslöser, müssen Sie sich immer wieder selbst dazu entscheiden, die neue Gewohnheit zu beginnen und umzusetzen. Suchen Sie sich also einen zuverlässigen Auslöser. Dies sollte allerdings nicht unbedingt die beste Freundin sein, mit der Sie das Intervallfasten beginnen und durchziehen wollen, sondern etwas, was konstant ist. In den meisten Fällen ist es nämlich so, dass wenn Ihre beste Freundin nicht zum Sport geht oder das Intervallfasten nicht korrekt oder gar nicht mehr betreibt, Sie es ebenso handhaben oder sich zumindest unbewusst auch daran orientieren. Daher sollten Sie Ihre neue Gewohnheit an Uhrzeiten und Wochentage koppeln, was sehr gut zum

Intervallfasten passt.

Verbessern Sie Ihr Timing

Um eine neue Gewohnheit zu etablieren, müssen Sie sich immer wieder bemühen und immer am Ball bleiben, um die bestimmten Handlungen durchzuführen. Sie benötigen also Willenskraft. Um diese Willenskraft aufzubauen und bestehen zu lassen, benötigt der Körper, wie auch bei einem Muskel, Energie. Diese Energie gewinnt er durch den Blutzucker. Das ermüdet Sie im Laufe des Tages allerdings immer mehr. Aus diesem Grund ist die Willenskraft morgens am stärksten und gegen Abend am schwächsten. Können Sie sich also morgens schon nicht motivieren, gelingt es Ihnen möglicherweise gegen Abend erst recht nicht. Es empfiehlt sich daher auch, die Phasen des Intervallfasten so zu legen, dass Sie morgens fasten und erst gegen 12 Uhr ein Frühstück oder eine andere Mahlzeit zu sich nehmen.

Verbessern Sie Ihr Mindset

Der Mere-Exposure-Effekt sorgt dafür, dass je öfter Sie mit bestimmten Dingen in Berührung kommen und konfrontiert werden, Sie diese umso mehr mögen. Diese Erkenntnis können Sie sich als Motivationsstütze bei Ihrer Ernährungsumstellung zur Hilfe nehmen. Bleiben Sie also am Ball. Ihre Einstellung gegenüber gewissen Lebensmitteln wird sich ändern, wenn Sie diese öfter essen. Und Ihnen wird die Umstellung bzw. die Essensroutine besser gelingen, wenn Sie diese schon ein paar Tage oder gar Wochen durchgezogen haben. Sie und Ihr Körper müssen sich erst an die neue Art und Weise gewöhnen.

Lassen Sie keine Unterbrechungen zu

Zum Anfang sollte Ihr Fokus darauf liegen, das Intervallfasten als eine neue Gewohnheit zu etablieren. Lassen Sie daher keine Unterbrechungen zu, indem Sie während der Fastenphase dann doch etwas Kleines essen. Das zerstört nicht nur Ihr Ziel, diese Gewohnheit aufzubauen, sondern macht es Ihnen und Ihrem Körper deutlich schwierig, sich darauf einzustellen. Im schlechtesten Falle etabliert sich dieser kleine Snack dann schneller als neue Gewohnheit, als das Intervallfasten.

Schützen Sie Ihre Gewohnheiten

Das Ersetzen von unerwünschten Routinen dauert in der Regel ein paar Wochen. Innerhalb dieser Übergangsphase werden die alte Gewohnheit und Routine immer stärker werden, sofern Ihre Willenskraft nachlässt. Sorgen Sie in diesem Fall für einen guten Plan, damit Sie wissen, wie Sie in diesen Situationen reagieren sollten. Nicht nur äußere Einflüsse können Sie dazu verleiten, Ihrer alten Routine nachzugehen, sondern auch Sie selbst.

Optimieren Sie Ihre Belohnung

Finden Sie für sich eine intrinsische Belohnung, um Ihre neue Gewohnheit zu festigen. Externe, also extrinsische Belohnungen, erfüllen zwar auch meistens ihren Zweck, allerdings sind diese nicht empfehlenswert. Sich bei einer Umstellung der Ernährung, bei der es unter anderem um gesundes Essen geht, mit Eis zu belohnen, ist denkbar ungünstig. Vor allem dann, wenn die Eisdiele zu hat und Sie nicht an ein Eis herankommen. Die Belohnung bleibt schließlich aus. Sich mit anderen Naturalien zu belohnen, gelingt ebenso. Allerdings sollte hier ernsthaft überlegt werden, ob dies erstrebenswert ist. Suchen Sie sich also besser eine intrinsische Belohnung, bei der Sie nicht unbedingt immer zum Kauf verleitet werden.

Kennen Sie Ihr persönliches Warum

Als letzten wichtigen Punkt sollten Sie Ihr persönliches Warum kennen. Sollten Sie dies noch nicht, fragen Sie sich doch einmal, warum Sie das Intervallfasten einführen möchten. Was erhoffen Sie sich dadurch und was möchten Sie verändern? Warum möchten Sie alte Gewohnheiten aufgeben und durch neue Gewohnheiten ersetzen? Erst wenn Sie Ihr persönliches Warum gefunden haben, wird es Ihnen deutlich leichter fallen, die alten Gewohnheiten abzulegen, die neuen Gewohnheiten richtig zu etablieren und allgemein deutlich motivierter zu sein.

Anleitung für Anfänger

Damit Sie als Intervallfasten-Anfänger Ihren Körper nicht überrumpeln, sollten Sie sich an einige Regeln halten. Nehmen Sie bisher 5 oder 6 Mahlzeiten zu sich oder haben keinen richtigen Essensrhythmus, sondern essen immer dann, wenn Sie das Gefühl haben, Hunger zu haben, sollten Sie sich an dem nachfolgenden Anleitungsbeispiel orientieren. Sollten Sie Sport betreiben, empfiehlt es sich, wenn Sie gerade mit dem Fasten beginnen, dies entweder innerhalb der Essensphase zwischen den Mahlzeiten zu tun oder nach der letzten Mahlzeit. Hier sollte dann jedoch darauf geachtet werden, dass Sie 1 bis 2 Stunden verdauen, bevor Sie mit dem Sport loslegen. Sobald Sie sich an die Fastenzeiten gewöhnt haben, können Sie auch während dieser Phase Sport treiben. Der beste Zeitpunkt ist dann das Ende der Fastenperiode. So können Sie das Maximale herausholen.

In der **1. Woche** sollten Sie auf zuckerhaltige Lebensmittel sowie raffinierte Kohlenhydrate verzichten. Dazu gehören neben den offensichtlichen Süßigkeiten auch zahlreiche Getränke, Fruchtsäfte und Joghurts. Dies führt zu einem Abfall des Blutzuckerspiegels, da davon ausgegangen werden kann, dass dieser bei einer solchen Essgewohnheit permanent zu hoch sein wird. Essen Sie eher die Art Kohlenhydrate, die Ihren Blutzuckerspiegel nur in bestimmter Weise und langsam beeinflussen. Das sind zum Beispiel Süßkartoffeln, Quinoa, Gemüse, Naturreis und Haferflocken.

In der **2. Woche** reduzieren Sie Ihre Anzahl an Mahlzeiten um eine. Haben Sie also bisher immer sechs Mahlzeiten zu sich genommen, nehmen Sie jetzt nur noch fünf ein.

In der **3. Woche** lassen Sie wieder eine Mahlzeit wegfallen.

In der **4. Woche** sind Sie nun beispielsweise bei drei Mahlzeiten angekommen. Nun können Sie mit dem Intervallfasten beginnen.

In der **5. Woche** lassen Sie dann noch die dritte Mahlzeit, sofern das für Ihren Körper möglich ist, weg.

Diese langsame Umstellung ist wichtig für den Organismus und Ihren Hormonhaushalt. So kann sich der Körper langsam an die Umstellung gewöhnen und geriet nicht in Stress.

Diese Lebensmittel stärken den weiblichen Körper

Die richtige Ernährung ist maßgeblich für ein gutes Körpergefühl. So beeinflusst die Ernährung nicht nur die Periode, sondern auch den gesamten Hormonhaushalt sowie die Fruchtbarkeit. Frauen und Männer haben in ihrer Nährstoffaufnahme unterschiedliche Bedürfnisse. Damit der gesamte Organismus reibungslos seinen Tätigkeiten nachgehen kann, sollten gewisse Nahrungsmittel nicht fehlen.

Achten Sie auf die ausreichende Eisen-Zufuhr. Während der Periode reduziert sich der Eisengehalt, wodurch stärkere Krämpfe und Blutungen entstehen können. Das Eisen dient dem Körper für den Sauerstofftransport im Blut, es versorgt Sie mit Energie und sorgt für ein stabiles Immunsystem. Des Weiteren unterstützt es die Konzentration. Bei Zyklusstörungen sollten Sie vermehrt auf die Zufuhr von Magnesium, Kalzium, Vitamin B1, B3, B6 sowie Vitamin E, Mangan und Kräuter wie Rosmarin achten. Diese Nährstoffe helfen Ihnen, Ihren Zyklus zu normalisieren. Auch Kalzium ist für den weiblichen Körper enorm wichtig. Im Vergleich zu den Männern erkranken Frauen deutlich häufiger an Osteoporose. Durch eine ausreichende Kalziumzufuhr kann dem erhöhten Kalziumverlust aus den Knochen entgegengewirkt werden. Kalziumreiche Lebensmittel sind zum Beispiel Brokkoli, Bohnen, Blattkohl und Rosenkohl. Aber auch Vitamin D spielt in Sachen Osteoporose eine große Rolle, denn es reguliert den Kalziumstoffwechsel und somit ebenso den Knochenaufbau. Da Vitamin D zu 80 Prozent über die Haut aus den Sonnenstrahlen aufgenommen wird, ist vor allem zu den Wintermonaten eine Supplementierung von Vitamin D anzuraten. Ein weiterer sehr wichtiger Mineralstoff ist Magnesium.

Ist der Magnesiumwert zu gering, können Krämpfe entstehen. Die Fettverbrennung und der reibungslose Ablauf des Muskelapparates geraten ins Stocken. Es reguliert das Herz-Kreislauf-System und steigert Ihre

Leistungsfähigkeit. Ab einem gewissen Alter steigt das Risiko, an Herz-Kreislauf-Erkrankungen zu erkranken. Spätestens ab dort sollten Sie ein genaues Auge auf Ihren Magnesiumhaushalt werfen. Auch können Unterleibsbeschwerden und Migräne durch einen ausgeglichenen Magnesiumhaushalt verringert werden. Doch auch die Folsäure ist für den weiblichen Körper unverzichtbar. Folsäure ist auch bekannt unter Vitamin B9. Dieses Vitamin ist für eine gut funktionierende Zellteilung sowie dem korrekten Aufbau der DNA unerlässlich. Vor allem während der Schwangerschaft oder einer geplanten Schwangerschaft sollte auf die ausreichende Zufuhr von Folsäure geachtet werden. Nehmen Sie zu wenig hiervon zu sich, kann eine Anämie, also eine Blutarmut, entstehen, weil nicht mehr genug Blutzellen gebildet werden können. Die Symptome sind ähnlich wie beim Eisenmangel. Ein Selenmangel stellt sich häufig ein, wenn einseitige Diäten durchgeführt werden oder während des Fastens nicht ausreichend Nährstoffe zugeführt werden. Der Selenmangel wiederum führt zu Schilddrüsenproblemen, was weitere körperliche Probleme hervorrufen kann.

Damit Sie während des Intervallfastens also alle Nährstoffe in ausreichender Menge zu sich nehmen, sollten Sie sich so abwechslungsreich und ausgewogen wie möglich ernähren. So können Sie sicherstellen, dass sich kein Mangel einstellt. Auf dem Speiseplan sollten daher unter anderem folgende Lebensmittel stehen:

- Brokkoli
- Pak-Choi
- Grünkohl
- Weißkohl
- Rosenkohl
- Hülsenfrüchte wie Bohnen
- Spinat
- Feldsalat
- Fenchel
- Weintrauben

- Äpfel
- Pflaumen
- Granatapfelkerne
- Himbeeren
- Erdbeeren
- Rosmarin
- Petersilie
- Sauerkirschen
- Sesam-Samen
- Chia-Samen
- Sonnenblumenkerne
- Haselnüsse
- Bio-Eier
- hochwertige Milchprodukte wie Joghurt, Milch oder Quark

Die Notwendigkeit der Nahrungsergänzungsmittel während der Fastenzeit

Um die gewünschte Wirkung des Intervallfastens in vollem Umfang nutzen zu können, ist die Einnahme von Nahrungsergänzungsmitteln eine gute begleitende Maßnahme, aber nicht unbedingt notwendig - sofern Sie sich gesund und ausgewogen ernähren. Wenn Sie Nahrungsergänzungsmittel einnehmen möchten, sind vor allem Antioxidantien, Vitamine wie Vitamin C, einen Vitamin-B-Komplex, Vitamin A und E sowie Aminosäuren und andere sekundäre Pflanzenstoffe Ihrem Körper sehr nützlich. Haben Sie Ihre erste Mahlzeit eingenommen, wurde der Stoffwechsel angeregt. So können die Nahrungsergänzungsmittel ideal vom Darm resorbiert werden. Dadurch dass in den kommenden Stunden nicht immer wieder Nahrung aufgenommen wird, kann der Organismus die Nährstoffe in vollem Umfang nutzen und verwerten. Die Nährstoffe können so ungestört in das Gewebe und die Zellen aufgenommen werden, um diese zu entgiften und die Schäden an den Zellmembranen zu reparieren. Wichtig ist allerdings, dass Sie beim Kauf dieser Nahrungsergänzungsmittel darauf achten, dass diese auf natürlicher Basis sind. Ein guter Hinweis ist hier der Preis. Die synthetisch hergestellten Vitamine sind deutlich günstiger als die natürlichen Präparate. Der große Nachteil bei den synthetisch hergestellten Ergänzungsmitteln ist allerdings, dass sie auf den Körper nicht die gleiche Wirkung haben wie die Natürlichen. Im Gegenteil, sie können sogar auf den Körper negative Folgen haben - wie zum Beispiel Vitamin E als alpha-Tocopherol.

Was Sie während des Intervallfastens zu sich nehmen dürfen und auf was Sie besser verzichten

Da es sich nicht um das Heilfasten handelt, können Sie auch deutlich mehr zu sich nehmen. Wichtig jedoch ist, dass Sie dennoch gewisse Punkte beachten. Essen Sie nicht zu viel und ungesund, sondern natürlich, frisch und ausgewogen. Verzichten sollten Sie auf ungesunde Fette, Fast-Food, jegliche Fertiggerichte, zuckerhaltige Getränke, Alkohol, Süßigkeiten, Kuchen, weiße Brötchen, Weißbrot und Lebensmittel mit einer hohen Energiedichte. Zuckerhaltige Lebensmittel und raffinierte Kohlenhydrate sorgen immer für einen hoch ansteigenden, mit einem folgenden tief fallenden Blutzuckerspiegel. Dieses Abfallen löst wieder ein Hunger- bzw. Appetitgefühl aus. Dies macht es Ihnen schwerer durchzuhalten. Greifen Sie stattdessen zu Gemüse, Beeren, Früchte, in gewisser Menge Milchprodukte und Nüsse. Nach Möglichkeit in guter Bio-Qualität. Lebensmittel mit einem hohen Anteil an Ballaststoffen sorgen dafür, dass Ihr Blutzuckerspiegel nicht so schnell ansteigen kann. Sie sorgen zudem für eine gute Darmfunktion und ein gutes Sättigungsgefühl. Im Allgemeinen gilt, dass Sie sich gut an den veganen sowie den basenüberschüssigen Rezepten orientieren können. Zu trinken gibt es während des Intervallfastens hauptsächlich Wasser. Auch Kräutertees und in kleinen Mengen schwarzen Kaffee. Da die Mahlzeiten auf zwei reduziert wurden, ist es also umso wichtiger, was auf dem Teller landet. Am Ende des Buches finden Sie ein paar Beispielrezepte, um sich ein Bild davon zu machen, wie diese aussehen könnten.

Die wichtigsten Regeln für eine gesunde und basenreiche Ernährung

Um aus dem Intervallfasten die besten positiven Eigenschaften für sich nutzen zu können, empfiehlt es sich, seine Ernährung so gesund und ausgewogen wie möglich zu halten. Grundsätzlich gilt, je mehr frische und natürliche Lebensmittel auf dem Teller landen, desto besser ist es für Sie und Ihren Körper. Vor allem die basenreiche Ernährung bietet viele Vorteile für die Gesundheit mit dem Ziel, einen ausgewogenen Säure-Basen-Haushalt herzustellen. Als Grundlage dienen Lebensmittel, welche leicht verdaulich sind und Mineral-, Vital- und Nährstoffe besitzen, die leicht vom Körper aufgenommen werden können.

Durch so eine Ernährung, kombiniert mit dem Intervallfasten, können überschüssige Schlacken und Säuren aus dem Körper ausgeleitet werden, der Säure-Basen-Haushalt wird ausgeglichen und schädliche Bakterien und auch Pilze sterben ab. Die gesunden und wichtigen Mikroorganismen können sich dann wieder besser vermehren und ihren wichtigen Funktionen nachgehen. Durch eine basenreiche Ernährung wird außerdem die Fetteinlagerung verringert und die körperliche Fitness verbessert. Vor allem bei Erkrankungen wie Rheuma, jegliche Form von Arthrose, aber auch Rückenschmerzen können durch so eine Umstellung der Ernährung verbessert werden bzw. die Beschwerden gelindert und andere Erkrankungen vorgebeugt werden. Um die Ernährung gesund zu halten, gibt es einige Punkte, die Sie beachten sollten.

Pflanzlich und abwechslungsreich

Dass pflanzliche Lebensmittel gesünder sind als industriell hergestellte, ist kein Geheimnis. Sie sollten also auf industrielle Nahrungsmittel verzichten und viele pflanzliche Lebensmittel in Ihre Ernährung mit aufnehmen. Achten Sie darauf, dass Sie auch die pflanzlichen Nahrungsmittel abwechslungsreich halten, denn die diversen Obst- und Gemüsesorten enthalten alle unterschiedlich viele Stoffe. Je unterschiedlicher Sie diese zu sich nehmen, desto größer ist die Aufnahme von zahlreichen Vital-, Mineral- und Nährstoffen sowie Vitaminen. Sollten Sie bisher häufig Fleisch oder Fisch essen, reduzieren Sie diesen Konsum auf 1 bis 2 Mal pro Woche. Achten Sie zudem darauf, was das Fleisch oder der Fisch für eine Qualität haben - bio ist hier am besten. Für Brote oder allgemein Mehlprodukte sollten Sie grundsätzlich auf Vollkornprodukte zurückgreifen.

Essen Sie nicht zu schnell

Zu schnelles Essen ist bekanntermaßen nicht gut für das Verdauungssystem. Die Nahrung wird nicht richtig gekaut und es können nicht alle enthaltenen Stoffe ideal aufgeschlossen werden. Zudem überlastet es häufig den Magen-Darm-Trakt. Essen Sie zu schnell, nehmen Sie meistens auch mehr Nahrung zu sich, als Ihr Körper tatsächlich benötigt. Essen Sie hingegen langsam und kauen vernünftig, stellt sich das Sättigungsgefühl schneller ein und Sie können das Gegessene besser verwerten.

Gesunde Fette

Fett ist ein Geschmacksträger. Doch ungesunde Fette sind nicht nur schlecht für den Körper, sondern sie haben auch keinen Nutzen. Die gesunden Fette hingegen beliefern Ihren Körper mit den Nährstoffen, die er nicht eigenständig produzieren kann. Diese Fette sind die ungesättigten Fettsäuren. Am besten sind kaltgepresste Pflanzenöle, wie zum Beispiel Distel-, Lein- oder Olivenöl.

Verzicht von Zucker

Auf Zucker zu verzichten ist leichter gesagt als getan. In zahlreichen Lebensmitteln ist Zucker drin, obwohl man davon nicht ausgehen würde. Man kann jedoch sagen, dass nahezu alle Fertigprodukte, Konserven, aber auch Brotaufstriche oder Müslis Zucker enthalten. Auch die meisten Säfte sind mit Zucker angereichert. Von den Massen an Süßigkeiten ganz zu schweigen. Der Zucker ist ein Mitauslöser für zahlreiche Erkrankungen und körperliche

Beschwerden. Übergewicht und Diabetes sind hier nur zwei Beispiele. So soll Zucker einer der Mithauptverantwortlichen bei Gicht oder rheumatischer Arthritis sein. Greifen Sie also stattdessen auf zuckerfreie Lebensmittel zurück. Hierfür müssen Sie allerdings immer ein gutes Auge auf die Inhaltslisten werfen. Häufig ist der Zucker auch unter anderen Namen, wie zum Beispiel Süßmolkenpulver, aufgeführt. Sie sind am besten aufgestellt, indem Sie so frisch wie möglich kochen und nach Möglichkeit alles selbst zubereiten.

Die richtige Zubereitung

Zu langes und zu heißes Kochen zerstört alle wichtigen Stoffe der natürlichen Lebensmittel. Probieren Sie es mal mit Dünsten, Dämpfen oder aber auch Sous-Vide-Garen. Bei diesen Zubereitungsarten wird das Gemüse langsam und schonend gegart. Die wichtigen Inhaltsstoffe bleiben enthalten und es schmeckt auch gleich viel frischer und leckerer.

Ausreichende Flüssigkeitsaufnahme

Dass Sie mindestens 1,5 Liter am Tag trinken sollten, ist Ihnen sicherlich bekannt. Besser jedoch sind sogar 2 oder 3 Liter. Vielleicht trinken Sie momentan auch nur gerade mal 1,5 Liter und davon viel gesüßte Getränke. Greifen Sie stattdessen auf Ungesüßte zurück, vor allem kohlensäurefreie Getränke sind empfehlenswert. Am besten sind also Wasser und ungesüßte Kräuter- oder Früchtetees. Sollten Sie normales Wasser nicht mögen oder es zu langweilig finden, können Sie dieses mit etwas Zitrone, Ingwer, einer Gurke oder ähnlichem aufwerten.

Bewegung

Nicht nur das richtige Essen und Trinken ist wichtig, sondern auch die ausreichende Bewegung. Die Bewegung ist nicht nur für die körperliche Fitness gut, sondern auch für die Verdauung und die optimale Nährstoffaufnahme. Als kleinen Richtwert können Sie 35 bis 45 Minuten Spazierengehen pro Tag einplanen. Natürlich kann dies auch weiter ausgeweitet werden. Sport im Allgemeinen ist immer gut, außer man betreibt ihn zu extrem und gönnt seinem Körper die dann notwendigen Pausen nicht.

Ernährungsplan

Wie bei so vielen Dingen gibt es auch zum Ernährungsplan unterschiedliche Meinungen. Viele neigen dazu, in den Essensphasen mehrere Mahlzeiten zu sich zu nehmen. Ziel ist es jedoch, diese auf maximal drei zu beschränken. Wie dieser Ernährungsplan der 16:8 oder 5:2 Methode aussehen kann, sehen Sie hier. Denken Sie immer daran, Wasser und ungesüßte Getränke können Sie über den ganzen Tag verteilt zu sich nehmen. Während der Essensphase sind auch andere Getränke erlaubt, allerdings sollten Sie auch hier auf den Zuckergehalt achten. Getränke werden in dem Ernährungsplan nur bedingt aufgeführt.

Wochenplan 16: 8 Methode

1. Tag – Montag
12 Uhr: Wasser, ungesüßter Kräutertee oder schwarzer Kaffee, Vollkornbrot mit Lachs und Avocado und einem bunten Fruchtsalat
(16 Uhr: Tomatensalat mit gebratenen Garnelen dazu ein grüner Smoothie)
20 Uhr: Blumenkohl-Tacos mit Avocado, Tomate und Crème Fraîche

2. Tag – Dienstag
12 Uhr: Wasser, ungesüßter Kräutertee, schwarzer Kaffee, wärmendes Nussmüsli-Porridge mit Karotten, Nüssen, getrockneten Feigen und Apfel
(16 Uhr: zuckerfreie Pancakes mit Heidelbeeren und Banane, Frucht-Smoothie)
20 Uhr: Gemüse-Auflauf

3. Tag – Mittwoch
12 Uhr: Wasser, ungesüßter Kräutertee, schwarzer Kaffee, Vollkornbrot mit Rührei, Tomate und Lauchzwiebeln

(16 Uhr: Quinoa-Porridge mit Banane, Mandeln und Weintrauben, grüner Smoothie)
20 Uhr: Hähnchenfilets mit Reis, Zitronengras und Gemüse

4. Tag – Donnerstag
12 Uhr: Wasser, ungesüßter Kräutertee, schwarzer Kaffee, Knuspermüsli mit Dinkel, Apfel, Banane und Joghurt
(16 Uhr: selbstgemachter Joghurt mit Pistazien und Pfirsich, Frucht-Smoothie)
20 Uhr: Sesam-Lachs mit Gemüse und Reis

5. Tag – Freitag
12 Uhr: Wasser, ungesüßter Kräutertee, schwarzer Kaffee, Ziegenfrischkäse-Stulle mit Birnenspalten und Serano-Schinken
(16 Uhr: Kokoschip-Milchreis mit Mandeln, Cashewkerne und Rosinen, grüner Smoothie)
20 Uhr: mit Pinienkernen gefülltes Hähnchenbrustfilet und Ofengemüse

6. Tag – Samstag
12 Uhr: Wasser, ungesüßter Kräutertee, schwarzer Kaffee, Haferflocken-Porridge mit Mandelmilch, Äpfeln, Bananen und Himbeeren
(16 Uhr: Avocadosalat mit Kirschtomaten, Feta und Babyspinat, Frucht-Smoothie)
20 Uhr: Zucchini-Nudeln mit Zitronenhähnchen

7. Tag – Sonntag
12 Uhr: Wasser, ungesüßter Kräutertee, schwarzer Kaffee, Basilikum-Tomaten-Omelett mit einer Scheibe Brot
(16 Uhr: kalte Gurken-Minz-Suppe, grüner Smoothie)
20 Uhr: Rinderfilet mit Knusperkruste, grüne Bohnen und Kartoffeln

Wochenplan 5:2 Methode

1. Tag – Montag
Morgens: Wasser, ungesüßter Kräutertee, schwarzer Kaffee, Knusper-Müsli mit Banane, Apfel und Nüssen
Mittags: Feldsalat mit Nüssen und Rotkohl
Nachmittags: Frucht-Smoothie
Abends: Gegrillter Kabeljau mit Nüssen und Papaya-Salat

2. Tag – Dienstag
Fastentag – nur Getränke erlaubt max. 500 Kalorien

3. Tag – Mittwoch
Morgens: Wasser, ungesüßter Kräutertee, schwarzer Kaffee, Vollkornbrot mit Frischkäse, Tomaten, Gurke und Sprossen
Mittags: zuckerfreie Pancakes mit Heidelbeeren
Nachmittags: grüner-Smoothie
Abends: Limetten-Lachs mit Reis und Radicchio

4. Tag – Donnerstag
Morgens: Wasser, ungesüßter Kräutertee, schwarzer Kaffee, Tomaten-Zucchini-Omelett
Mittags: Brokkoli-Cashew-Crunch-Salat
Nachmittags: Frucht-Smoothie
Abends: Gebratene Garnelen mit grünem Spargel und Kirschtomaten

5. Tag – Freitag
Fastentag – nur Getränke erlaubt max. 500 Kalorien

6. Tag – Samstag
Morgens: Wasser, ungesüßter Kräutertee, schwarzer Kaffee, Vollkornbrötchen mit Räucherlachs und Avocado

Mittags: Quinoa-Süßkartoffel-Salat mit Halloumi und Granatapfelkernen
Nachmittags: grüner Smoothie
Abends: Vitamin-Nudeln mit Rosenkohl, Parmesan und Zitrone

7. Tag – Sonntag

Morgens: Wasser, ungesüßter Kräutertee, schwarzer Kaffee, warmer Porridge mit Apfel, Banane und Mandeln
Mittags: Spinat-Porridge-Bowl mit Ei und gebratenen Champignons
Nachmittags: Frucht-Smoothie
Abends: Hähnchenkeulen mit Fenchel-Tomaten

Rezeptideen während des Intervallfastens

„Frühstücks"-Rezept – 1. Mahlzeit
Wärmendes Nussmüsli-Porridge mit Karotten, Nüssen, getrockneten Feigen und Apfel
(2 P., ~ 20 min)

400 ml	Vollmilch
200 g	Karotten
125 g	Nussmüsli
1	Apfel
3	Softfeigen
2 EL	Pistaziensplitter

1. Als Erstes die Karotten schälen und in grobe Stückchen raspeln. Bio-Karotten müssen nicht unbedingt geschält werden. Milch in einem Topf zum Kochen bringen und das Müsli unter Rühren hinzufügen und 2 Minuten köcheln lassen. Anschließend den Topf vom Herd nehmen und ungefähr die Hälfte der Karotten hinzufügen und im Anschluss weitere 5 Minuten quellen lassen.
2. Den Apfel abwaschen, in Viertel schneiden und die Kerne entfernen. Anschließend die Apfelstücke in dünne Scheiben schneiden. Die Feigen je nach Belieben in kleine Stückchen hacken.
3. Den Porridge in eine Schüssel geben und die Apfel- und Feigenstückchen sowie den Rest der Karotten und die Pistaziensplitter auf dem Porridge verteilen.
4. Sofort servieren und warm genießen.

„Zwischenmahlzeit"-Rezept – 2 Mahlzeit
Zuckerfreie Pancakes mit Heidelbeeren und Banane
(2 P., ~ 30 min)

1	Banane
125 g	Heidelbeeren
125 ml	Apfelsaft
½ EL	Speisestärke
1 TL	Backpulver
30 g	Kokosmehl
2	Bio-Eier
125 ml	Vollmilch
125 g	Sahnequark
	Zimt
3 EL	Speiseöl

1. Tiefgefrorene Heidelbeeren auftauen lassen. Frische Heidelbeeren waschen und verlesen. Anschließend 2 EL Apfelsaft mit der Speisestärke verrühren. Restlichen Apfelsaft aufkochen lassen und die Apfelsaftstärke unterrühren. Für etwa 2 Minuten köcheln lassen und dann die Heidelbeeren hinzufügen. Für weitere 5 Minuten köcheln lassen. Anschließend vom Herd nehmen und beiseitestellen. Das Heidelbeerkompott können Sie leicht abkühlen oder es komplett erkalten lassen.
2. Als nächsten Schritt schälen Sie die Banane und zerdrücken diese mit einer Gabel. Sie können ein paar Bananenscheiben übriglassen. Nun vermischen Sie Backpulver, Mehl und ¼ TL Zimt. In einer Schüssel die Milch mit den Eiern und einem EL Öl verrühren. Anschließend das Bananenmark mit dem Mehlgemisch glattrühren.
3. Das restliche Öl in einer Pfanne erhitzen und darin die Pancakes backen, bis sie von beiden Seiten goldbraun sind.
4. Anschließend mit dem Heidelbeerkompott, dem Quark und ggf. den Bananenscheiben anrichten.

„Abendessen"-Rezept – 3 Mahlzeit
Blumenkohl-Tacos mit Tomaten, Avocado und Creme Fraîche
(4 P., ~ 40 min)

1	Blumenkohlkopf
8	Rispentomaten
1	Avocado
1	Zwiebel
1	Knoblauchzehe
1	Bio-Ei
200 g	Emmentaler (gerieben)
400 g	Bio-Rinderhack
200 g	Creme Fraîche
	Salz
	Pfeffer
	Paprikapulver

1. Als Erstes den Blumenkohl putzen sowie waschen. Die Röschen abschneiden. Den Strunk in kleine Würfel schneiden. Ungefähr die Hälfte der Röschen und der Würfel in einen Mixer geben. In den Mixer das Ei und den Käse noch hinzufügen. Mit Salz, Pfeffer und Paprikapulver würzen. Den Mixer einschalten und solange mixen lassen, bis daraus ein gleichmäßiger Teig geworden ist.
2. Den Backofen auf 175 ° C Umluft vorheizen. Nun legen Sie zwei Backbleche mit Backpapier aus. Geben Sie für einen Taco je 3 EL Blumenkohlteig auf das Backblech. Formen Sie diesen zu einem Kreis. Die übriggebliebenen Röschen mit Salz und Pfeffer würzen und mit in den Backofen geben. Alles nun für 15-20 Minuten backen lassen. Je nachdem wie groß die Tacos sind, kann die Zeit auch länger bzw. geringer ausfallen.
3. Knoblauch sowie die Zwiebel schälen und in sehr feine Würfel schneiden. Eine Pfanne mit Öl erhitzen und darin die Zwiebeln und den Knoblauch anbraten. Hack hinzugeben und mit Pfeffer und Salz würzen. Das Hack fein

krümelig braten.

4. Als Nächstes waschen Sie die Tomaten und schneiden Sie in mundgerechte Würfel. Halbieren Sie die Avocado und lösen Sie den Kern, Fruchtfleisch lösen und in Scheiben schneiden.

5. Tacos aus dem Backofen nehmen und mit dem Hack sowie den Tomaten, den Avocado-Scheiben und den restlichen Blumenkohl-Röschen anrichten. Zum Schluss geben Sie noch etwas Crème Fraîche als Topping oben drauf.

Finden Sie hier noch weitere meiner Lieblingsrezepte: Die Rezepte sind für 1 Person abgestimmt, sofern Sie das Intervallfasten zu zweit durchführen, passen Sie die Mengen einfach an.

Quinoa-Avocado-Salat mit Curry-Mango-Tofu
50 g Tofu
1 ½ EL Mangosaft
¼ TL Currypulver
Salz, Pfeffer
50 g Quinoa
20 g Zuckerschoten
½ Frühlingszwiebel
¾ Koriander-Stiele
¼ Avocado
¼ Limettensaft
¼ EL Traubenkernöl
¼ TL evtl. Rapsöl

Zubereitung:
Den Tofu in kleine Würfel oder Scheiben schneiden. 4 EL Mangosaft, Curry, Salz und Pfeffer dazu mischen und ca. 30 Minuten ziehen lassen.
Zwischenzeitlich Quinoa in Salzwasser (nach Geschmack und Belieben) etwa 15 Minuten garen lassen. Dann zum Abkühlen stehen lassen. Währenddessen die Zuckerschoten waschen und putzen, waschen und danach in kochendem Salzwasser 1 Minute blanchieren, abschrecken und halbieren.
Dann die Frühlingszwiebel putzen, waschen und in Ringe schneiden. Koriander waschen und die Blätter abzupfen. Avocado schälen, halbieren und das Fruchtfleisch in kleine Stücke schneiden.
Für das Dressing Limettensaft mit restlichem Mangosaft und Traubenkernöl, Salz und Pfeffer verrühren und abschmecken.
Öl in einer Pfanne erhitzen. Tofu darin 4-5 Minuten bei starker Hitze anbraten. Quinoa mit allen vorbereiteten Zutaten und dem Dressing dazu mischen, abschmecken und servieren.

Rucola-Avocado-Salat mit Grapefruit

60 g Rucola

½ Avocado

½ Grapefruit

½ EL Traubenkernöl

1 TL brauner Zucker

Salz

Zubereitung:

- Rucola waschen, trockenschleudern.
- Avocados halbieren, Kern entfernen und das Fruchtfleisch in Streifen oder Würfel schneiden.
- Grapefruits gründlich schälen und die Filets herausschneiden.
- Restliches Fruchtfleisch ausdrücken und Saft dabei auffangen. Mit Öl und Zucker verrühren und mit Salz abschmecken.
- Rucola, Avocadostreifen und Grapefruitfilets vorsichtig mit dem Dressing mischen und in Schalen füllen.

Kartoffel-Garnelen-Salat auf Avocado und Rucola

125 g feste Kartoffeln

1 ½ EL frischen Zitronensaft

1 ½ EL Olivenöl

¼ EL Essig

Salz und Pfeffer, Ceyennepfeffer

¼ Schalotte

½ reife Avocado

⅛ Bund Rucola

62 g Garnelen

Zubereitung:

- Die Kartoffeln waschen und ca. 25 min. in Salzwasser garen lassen. Pellen und in Scheiben oder kleine Würfel schneiden. In eine Schüssel geben.
- 3 EL Zitronensaft, Öl und Essig, Salz, Pfeffer und 1 Prise Cayennepfeffer zu einer Salatsoße anmachen, über die Kartoffeln geben, mischen und ziehen lassen. Die Schalotte schälen, klein bis fein hacken und dazugeben.
- Avocados halbieren, den Kern lösen und die Schale abziehen. Längsspalten (nach Belieben) schneiden. Danach sofort mit dem restlichen Zitronensaft beträufeln, mischen und zu den Kartoffeln geben.
- Den Rucola waschen, etwas davon für die Dekoration aufbewahren und vom Rest ggf. die dicken Stiele abschneiden. Zusammen mit den Garnelen unter den Kartoffelsalat mischen, abschmecken und garnieren.

Paprika-Hack-Suppe mit Feta Käse

½ Zwiebel

½ Knoblauchzehen

½ rote Paprikaschoten

½ EL Olivenöl

62 g Rinderhack

Salz, Pfeffer oder nach Wahl

1 TL Paprikapulver, edelsüß

1 EL Dinkel-Vollkornmehl

175 ml Gemüsebrühe

62 g Fetakäse

⅛ Bund Kräuter nach Wahl

0,5 Bund Schnittlauch

15 g Ajvar

Zubereitung:

- Knoblauch und Zwiebeln klein schneiden oder hacken. Paprikaschoten waschen, putzen und in kleine Würfel schneiden.
- Öl in einer Pfanne erhitzen und Hackfleisch darin bei mittlerer bis starker Hitze anbraten. Mit Salz, Pfeffer und Paprikapulver würzen. Fleisch in eine Schüssel geben.
-Das restliche Öl in die Pfanne geben und Zwiebel und Knoblauch darin bei mittlerer Hitze glasig dünsten. Paprikawürfel dazu mischen und mit restlichem Paprikapulver abschmecken. Mehl untermengen und kurz anschwitzen. Mit Brühe abgießen und bei kleiner Hitze ca. 15 Minuten köcheln lassen.
-Inzwischen den Feta in Würfel schneiden. Kräuter waschen und zerkleinern. Die Fetawürfel darin wälzen. Nun den Schnittlauch waschen und klein schneiden. Tipp: mit einer Schere geht das auch sehr gut. Ajvar und Feta zur Suppe geben und fein pürieren. Hackfleisch untermischen, wieder warm werden lassen und die Suppe mit Salz und Pfeffer abschmecken. Suppe in Teller geben und mit dem restlichen Feta und Schnittlauch bestreuen.

Schollen-Zucchini-Röllchen mit Frischkäse-Füllung

½ Zucchini (gelb und grün)
125 g Schollenfilet
Salz, Pfeffer
1-2 Stiele Dill
1-2 Stiele Basilikum
¼ Zitrone
75 g Frischkäse (45 % Fett i. Tr.)
¼ Zwiebel
¾ Tomaten
¼ EL Rapsöl
18 ¾ ml Gemüsebrühe

Zubereitung:
- Zucchini waschen und in dünne Scheiben schneiden. Ca. 2 Minuten in kochendem Wasser garen. Dann absieben.
- Inzwischen Schollenfilets waschen, trocken tupfen und halbieren. Mit Salz und Pfeffer würzen. Dill und Basilikum waschen und fein hacken, etwas Basilikum aufbewahren. Zitrone halbieren und Saft auspressen. Frischkäse mit Zitronensaft, Salz, Pfeffer und Kräutern vermengen.
- Zwiebel schälen und in kleine Würfel schneiden. Tomaten putzen, waschen und klein schneiden. Öl in einer Pfanne erhitzen. Zwiebel bei mittlerer Hitze anbraten. Tomaten zugeben und kurz andünsten. Mit Brühe ablöschen und etwa 10 Minuten bei kleiner Hitze köcheln lassen. Mit Salz und Pfeffer abschmecken.
- Inzwischen die Zucchinischeiben auf die Filets legen und mit Frischkäsecreme bestreichen und dann Rollen. In die Auflaufform geben und die Tomaten darüber träufeln. Röllchen im vorgeheizten Backofen bei 200 °C (Umluft 180 °C; Gas: Stufe 3) 20-25 Minuten backen. Anschließend mit Basilikum dekorieren.

Gefüllte Champignons mit Kartoffelcreme

100 g mehlige Kartoffeln

Salz

¼ EL Olivenöl

15 ml heiße Milch

Pfeffer, Muskatnuss

¼ TL Rapsöl

1 g Petersilie

¼ rote Zwiebel

2 große Champignons

120 g Tomaten

Zubereitung:

- Kartoffeln waschen und schälen, klein schneiden und in Salzwasser etwa 20 Minuten weichkochen lassen. Abgießen, ausdampfen lassen und durch eine Kartoffelpresse drücken oder stampfen. Mit Olivenöl und heißer Milch zu Kartoffelpüree rühren, mit Salz, Pfeffer und 1 Prise frisch geriebenem Muskat würzen.
- Inzwischen eine große Auflaufform mit Rapsöl ausstreichen. Petersilie waschen, trocken und klein hacken. Zwiebel schälen und fein würfeln. Die Pilze putzen und die Stiele in kleine Würfel schneiden. Nun zusammen mit der Petersilie und der Zwiebel unter die Kartoffelcreme heben. Pilzköpfe in die Auflaufform geben und Kartoffelmasse in die Pilze füllen. Im vorgeheizten Ofen bei 200 °C (180 °C Umluft; Gas: Stufe 3) etwa 20 Minuten backen.
- Zwischenzeitlich die Tomaten putzen, waschen und würfeln. Champignons herausnehmen und die Tomatenwürfel darauf verteilen. Gegebenenfalls noch etwas Pfeffer aus der Mühle darüber streuen.

Hirse-Gemüse-Topf mit Minz-Joghurtsauce

15 g Hirse
100 g (1 kleine Fenchelknolle)
1 getrocknete Tomaten
50 ml Gemüsebrühe
½ Frühlingszwiebel
1-2 Stiele Minze
20 g/ 2 EL Joghurt
Salz, Pfeffer

Zubereitung:

- Hirse waschen und im Sieb abtropfen lassen.
- Fenchel waschen und putzen. Das Grün für die Garnitur aufheben. Die Knolle halbieren und in feine Streifen schneiden.
- Getrocknete Tomaten in schmale Streifen schneiden.
- Gemüsebrühe kurz aufkochen. Hirse, Fenchel- und Tomatenstreifen zugeben und nochmals zum Kochen bringen. Bei mittlerer Hitze zugedeckt 8-10 Minuten garen.
- Inzwischen die Frühlingszwiebel waschen, putzen und in feine Ringe schneiden.
- Minze waschen, trocken und die Blätter fein hacken. Mit dem Joghurt verrühren, Salz und Pfeffer dazugeben.
- Frühlingszwiebel in den Hirse-Gemüse-Topf geben und erneut kurz aufkochen lassen, mit dem Fenchelgrün bestreuen und mit dem Minzjoghurt anrichten.

Gemüse Tortillas mit Räuchertofu

¼ rote Zwiebel

¼ rote Paprikaschotc

½ Tomaten

1 Stiel Koriander

¼ Limette

37 g saure Sahne oder Schmand

¼ TL Chili, grob oder fein

Salz und Pfeffer

106 g Bohnen / Dose

20 g Manchego oder junger Pecorino

35 g Räuchertofu

¼ Salatherz

1 Vollkornweizen-Tortilla

½ EL Öl

Zubereitung:

- Zwiebel schälen und in feine Streifen schneiden. Paprikaschote vierteln, Kerne entfernen, waschen und in feine Streifen schneiden. Tomaten waschen, vierteln und in feine Streifen schneiden.
- Koriander waschen, die Blätter grob hacken oder reißen. Limette auspressen.
- Koriander mit saurer Sahne, Chilipulver, etwas Limettensaft, Salz und Pfeffer vermengen.
- Die Bohnen abspülen und abtropfen lassen. Den Käse grob reiben.
- Räuchertofu nach Wahl schneiden. Den Salat waschen, putzen, trocknen und in dünne Streifen schneiden.
- Die Tortilla im vorgeheizten Backofen bei 50 °C (Umluft 50 °C, Gas: Stufe 1) erwärmen. Das Öl in der Pfanne erhitzen. Zwiebel und Paprika bei mittlerer Hitze unter Rühren 5-6 Minuten dünsten.
- Tofu, Bohnen und Tomaten dazugeben und dünsten lassen. Mit Salz, Pfeffer und restlichem Limettensaft würzen.

- Die Tortilla mit 1-2 EL saurer Sahne bestreichen. Die Bohnen-Tofu-Mischung darüber geben.
- Den Käse darauf verteilen.
- Salat auf der Füllung verteilen. Die Tortilla rollen und die restliche saure Sahne extra dazu servieren. Die Teigfladen nach Belieben bei 120 °C (Umluft 100 °C, Gas: Stufe 1) etwa 5 Minuten erwärmen.

Kartoffel-Schafskäse-Puffer

½ Zwiebel
½ Knoblauchzehe
125 g Paprikaschote (1 Paprikaschoten)
1 EL Olivenöl
Salz und Pfeffer

25 ml Birnensaft
40 ml Gemüsebrühe
100 g Dosentomaten
3 mehlige Kartoffeln
2 festkochende Kartoffeln, etwas Muskatnuss
¼ Ei
½ EL Dinkelmehl
25 g Schafkäse
1 Stiel Oregano

Zubereitung:
- Knoblauch und Zwiebel, fein hacken oder schneiden.
- Paprikaschote vierteln, Kerne entfernen, waschen.
- Die Hälfte des Öls erhitzen und die Zwiebel und den Knoblauch bei mittlerer Hitze in 3-4 Minuten glasig dünsten. Paprikastücke dazugeben und weitere 3-4 Minuten dünsten.
- Mit Salz und Pfeffer würzen, Weißwein dazu geben.
- Gemüsebrühe und Tomaten beifügen und abgedeckt bei mittlerer Hitze 15 Minuten schmoren lassen.
- Zwischenzeitlich eine weitere Zwiebel schälen und mit der Reibe fein reiben.
- Kartoffeln waschen und schälen. Auf einer Reibe grob raspeln.
- Kartoffeln in ein Tuch geben, leicht ausdrücken und in einer Schüssel mit der geriebenen Zwiebel mischen. Mit Salz und Pfeffer abschmecken und etwas Muskatnuss dazu reiben oder Pulver verwenden.

- Ei in die Schüssel geben und unter die Kartoffelmasse mischen. Mehl gründlich unterheben und den Teig 5 Minuten quellen lassen.
- Das restliche Öl in einer Pfanne erhitzen. Aus dem Kartoffelteig die Puffer von jeder Seite etwa 3 Minuten backen. Puffer auf das Gemüse legen und den Feta darüber bröseln. Oregano waschen, trocknen und über die Puffer verstreuen.

Persönlicher Erfahrungsbericht

Was hilft Ihnen dieses Buch, wenn es nicht auf persönlichen Erfahrungswerten beruht. Ich selbst habe schon vor längerer Zeit das Intervallfasten für mich entdeckt und bin voll und ganz davon begeistert. Ich hatte immer sehr große Probleme mit Schmerzen in den Gelenken, bin nachts ständig aufgewacht und war allgemein nicht richtig fit und hatte ein paar Kilos zu viel auf den Rippen. Nachdem ich die schwere Anfangszeit überstanden habe, meine Ernährung stark verändert habe und kein Zucker mehr zu mir genommen habe, konnte ich bereits die ersten positiven Erfolge bei mir bemerken. Der erste Erfolg war der, dass ich ohne zu hungern tatsächlich an Gewicht verloren habe und es jetzt rückblickend doch gar nicht so schwer war. Dann stellte sich ein allgemein besseres Körpergefühl ein und mein Schlaf hat sich verbessert. Ich fühle mich vitaler und energetischer als vorher. Hinzu kommt, dass sich mein „Verhältnis“ zum Essen verändert hat. Früher habe ich immer dann gegessen, wenn ich Lust darauf hatte. Heute ist es so, dass ich nicht mehr immer Lust habe etwas zu essen, mich dafür aber umso mehr freue, mir mein gesundes Gericht selbst zuzubereiten und dann anschließend zu essen. Auch hat sich meine Haut verändert. Früher hatte ich immer große Probleme mit unreiner Haut. Doch seitdem ich nun schon länger intervallfaste, hat sich auch mein Hautbild positiv verändert. Aufgrund der Ernährungsumstellung sind außerdem meine Schmerzen in den Gelenken und auch mein Schlaf besser geworden.

Hier dachte ich an den Spruch „Du bist, was du isst.“. Ich habe ungesund gegessen und mich nicht richtig wohl und gesund gefühlt. Ich hatte meine körperlichen Probleme. Heute ist es so, dass bei Wetterumschwüngen meine Gelenke schon nochmal zwicken, aber im Großen und Ganzen hat es sich deutlich verbessert und ist nicht mehr mit früher zu vergleichen. Ich kann Ihnen deshalb nur raten, das Intervallfasten selbst auszuprobieren. Halten Sie die schwierige Anfangszeit durch und sehen Sie selbst, wie sich Ihr Körpergefühl verändert. Natürlich werden sich nicht alle körperlichen Probleme in Luft auflösen. Das Intervallfasten ist schließlich kein Hexenwerk, welches alle Probleme in Luft auflösen kann. Aber man kann durchaus sagen, dass sich bestimmte Probleme verringern und durch das allgemein verbesserte Körpergefühl, das Leben angenehmer und schöner wird.

FAQ

Was kann ich machen, wenn ich meine Periode nicht bekomme?

In diesem Fall sollten Sie noch einmal Ihren Essensrhythmus und das, was Sie essen, überdenken. Sind Sie eh schon sehr schlank und beginnen dann mit den Intervallfasten, kann die Periode ausbleiben. Der Grund hierfür ist, dass der Körper für die Periode Energie benötigt. Fehlt ihm nun aber Energie, weil Sie nicht genug zu sich nehmen, bleibt die Periode aus, um Energie für „schlechtere Zeiten" zu sparen. Sie sollten daher Ihren Fastenintervall verringern und die Essensphase verlängern. Achten Sie zudem auf eine ausgewogene Ernährung und nehmen Sie hochwertige Proteine und Aminosäuren zu sich.

Was soll ich machen, wenn es mir nicht gut geht?

Wenn Sie das Gefühl haben, dass Ihnen das Intervallfasten nicht bekommt und Sie sich nicht gut fühlen, sollten Sie es, zumindest vorerst, beenden. Warten Sie ab, bis sich Ihr normales Körpergefühl wiedereingestellt hat. Dann können Sie von Neuem beginnen. Starten Sie zuerst mit der 12 Stunden-Fasten-Methode und reduzieren Sie Ihre Mahlzeiten langsam. Achten Sie auf Ihren Körper und gehen Sie Schritt für Schritt vor, damit er nicht in Stress gerät. Achten Sie auf eine ausgewogene und natürliche Ernährung und nehmen Sie ausreichend viel Wasser oder ungesüßte Getränke während der Fastenzeit zu sich. Sollte sich dennoch ein ungutes Körpergefühl einstellen, befragen Sie Ihren Arzt, ob das Intervallfasten wirklich die richtige Methode für Sie ist.

Sollte ich vorher mit einem Arzt sprechen, bevor ich mit dem Intervallfasten anfange?

Wenn Sie gesund sind und keine Vorerkrankungen haben oder gewisse Medikamente einnehmen, nicht schwanger sind und auch nicht geplant haben, schwanger zu werden, Sie keine Essensstörung haben oder hatten oder sonst nicht in die „Risiko-Gruppe“ fallen, brauchen Sie vorher nicht mit Ihrem Arzt zu sprechen. Sollten Sie sich allerdings nicht sicher sein, befragen Sie gerne Ihren behandelnden Arzt nach seinem oder ihrem Rat. Nehmen Sie allerdings bestimmte Medikamente ein oder sind Diabetikerin, sollten Sie im Vorfelde unbedingt mit Ihrem Arzt darüber sprechen. Die weiterführende Behandlung und Therapie müssen dann nämlich immer wieder neu angepasst werden. Grundsätzlich gilt also, haben Sie körperliche Leiden oder sind sich allgemein unsicher, befragen Sie einfach Ihren Arzt.

Ich bekomme nach der ersten Mahlzeit immer Bauchschmerzen. Was kann ich dagegen tun?

Wenn Sie die erste Mahlzeit nach der Fastenphase zu sich nehmen und jedes Mal Bauchschmerzen bekommen oder Sie sich allgemein unwohl fühlen, kann dies entweder durch eine für Sie zu lange Fastenphase kommen oder weil die erste Mahlzeit für Sie nicht geeignet ist. Sie sollten in diesem Fall als Erstes Ihre erste Mahlzeit überdenken. Diese sollte gesund und ausgewogen, aber leicht verdaulich sein. Außerdem können Sie im Anschluss einen Kräutertee trinken, welcher sich beruhigend auf den Magen auswirkt. Greifen Sie auf frische Lebensmittel zurück, von denen Sie wissen, dass sie Ihnen gut bekommen. Nehmen Sie Abstand von zu großen und reichhaltigen oder fettigen ersten Mahlzeiten. Sollte das Problem nach wie vor bestehen, reduzieren Sie die Fastenphase und gucken Sie, wie weit Sie diese reduzieren müssen. Alternativ befragen Sie Ihren behandelnden Arzt.

Seitdem ich intervallfaste, kommt meine Periode unregelmäßig. Was muss ich verändern?

Für eine unregelmäßig kommende Periode können unterschiedliche Faktoren der Grund sein. Dies können eine zu energiearme Ernährung, ein unter Stress stehender Körper, eine zu unausgewogene Ernährung oder eine zu lange Fastenphase sein. Achten Sie also auf eine ausgewogene und gesunde

Ernährung, reduzieren Sie Ihren Stresslevel. Sollte es für Sie zu schwer sein, die Fastenphase durchzuhalten, gerät der Körper in Stress. Es wird Cortisol ausgeschüttet und dies wiederum wirkt sich auf Ihren Zyklus aus. Achten Sie daher darauf, dass Sie sich und Ihren Köper nicht stressen. Reduzieren Sie in diesem Fall die Fastenphase und überdenken Sie Ihre Ernährung.

Bei mir hat sich kein großer Abnehmerfolg eingestellt. Was mache ich falsch?

Zuallererst muss gesagt werden, dass das Intervallfasten nicht darauf abzielt, in möglichst kurzer Zeit möglichst viel an Gewicht zu verlieren. Vielmehr geht es um eine langfristige Ernährungsumstellung und die damit einhergehenden positiven Auswirkungen auf den Körper wie eben die Gewichtsabnahme. Sollte allerdings trotz der längeren Durchführung einer der Intervall-Methoden sich dennoch kein Erfolg abzeichnen, ist die Umsetzung möglicherweise nicht die Richtige für Sie. Auch hier sollten Sie wieder auf eine ausgewogene und gesunde Ernährung achten. Sie müssen Ihren Körper mit allen wichtigen Nährstoffen versorgen, damit dieser nicht in eine Art Energiesparmodus verfällt. Achten Sie zudem vermehrt auf die Inhaltsstoffe der Lebensmittel, die Sie zu sich nehmen. Verzichten Sie auf Zucker und zu fettige oder allgemein ungesunde Lebensmittel. Treiben Sie Sportarten wie Walken, Joggen oder Fahrradfahren, um die Fettverbrennung zu aktivieren und bleiben Sie am Ball. In manchen Fällen benötigt der Körper etwas mehr Zeit, um sich umzustellen.

Ich habe morgens immer sehr großen Hunger, sodass es mir schwerfällt die Zeiten einzuhalten. Was kann ich dagegen tun?

Sollten Sie morgens immer sehr großen Hunger haben, können Sie sich mit einem heißen Getränk, beispielsweise heißes Wasser oder heißem Kräutertee, etwas Abhilfe verschaffen. Heiße Getränke reduzieren das Hungergefühl. Vor allem in der Anfangszeit ist es nämlich schwierig, die Zeiten richtig einzuhalten. Sie sollten daher für sich eine geeignete Alternative suchen. In den meisten Fällen eignet sich der heiße Kräutertee sehr gut.

Was soll ich machen, wenn sich bei mir Nebenwirkungen bemerkbar machen?

Machen sich bei Ihnen Nebenwirkungen bemerkbar, sollten Sie Ihr Vorgehen des Intervallfastens noch einmal überdenken und sich selbst reflektieren. Führen Sie die Methode richtig durch oder ist es vielleicht doch nicht die richtige Methode für Sie? Gucken Sie in diesem Falle nochmal auf Ihre Ernährung und reduzieren Sie, wenn die Fastenzeiten recht lang sind, diese Fastenphasen. Sollten nach wie vor Nebenwirkungen auftreten, befragen Sie Ihren Arzt.

Kann ich auch ohne Belohnungen meine Essgewohnheiten ändern?

Grundsätzlich ist es so, dass ohne eine Belohnung keine Gewohnheit gebildet werden kann. Die Routine und die Gewohnheit dienen dem Gehirn lediglich als alleinigen Zweck, die nachfolgende Belohnung zu erhalten. Wollen Sie also eine neue Gewohnheit aufbauen, wird Ihr Gehirn lernen, sich die Belohnungen dafür vorwegzunehmen. So stellt sich im Gehirn ein Verlangen nach der Belohnung ein. Dieses Verlangen nach der Belohnung wiederum führt zu einem Antreiben der Gewohnheitsschleife. Sie können für eine Belohnung alles verwenden, was zu einer Dopaminausschüttung im Gehirn führt. Dies ist von Mensch zu Mensch unterschiedlich. Die Dopaminausschüttung ist es, die eine Gewohnheit verursacht. Sie gehen dieser nach und Ihr Gehirn belohnt sich selbst mit der Dopaminausschüttung. Daher kann die Belohnung auch nur ein positiver Gedanke bzw. ein positiver Tagtraum sein.

Fazit

Nachdem Sie dieses Buch gelesen haben, wissen Sie nun alles Wichtige in Bezug auf das Intervallfasten. Sie wissen nun, worauf Sie bei der Umsetzung achten müssen und welche Fehler sich gerne einschleichen. Beginnen Sie am besten mit einer der kürzeren Fastenphasen, sofern Sie Anfänger in diesem Bereich sind. Auch bietet es sich an, wenn Sie noch am Anfang stehen, zuallererst den Zucker aus Ihrer Nahrungsliste gänzlich zu entfernen. Durch den nicht permanent ansteigenden und abfallenden Blutzuckerspiegel wird auch der Appetit verringert. Achten Sie außerdem stets auf die korrekte Durchführung, damit auch Sie die Vorteile für sich nutzen können, die das Intervallfasten mit sich bringt.

Zu schnell zu viel zu verlangen, sowohl von sich selbst als auch von Ihrem Körper, hat nicht selten den gegenteiligen Effekt. Nehmen Sie also von solchen und den weiter beschriebenen Fehlern Abstand. Nachdem Sie dieses Buch gelesen haben, wissen Sie nun außerdem, wie der weibliche Stoffwechsel in Bezug auf Diäten funktioniert und worauf es beim weiblichen Hormonhaushalt ankommt. Beim Intervallfasten stellen sich keine Fastenkrisen ein, was ein sehr großer Vorteil im Vergleich zu anderen Fastenmethoden ist. Auch sind Ihnen die wichtigsten Regeln für eine gesunde Ernährung nun bekannt. Orientieren Sie sich an den Wochenplänen, wenn es Ihnen am Anfang noch schwerfällt, für sich einen Rhythmus zu finden. Dieses Buch kann Ihnen helfen, das Intervallfasten richtig zu beginnen und daraus eine langfristige Lebens- und Essensform zu machen. Sollten Sie sich allerdings nicht sicher sein, ob das Intervallasten für Sie das Richtige ist oder Sie in eine der Gruppen fallen, für die das Intervallfasten nicht unbedingt geeignet ist, sollten Sie auf jeden Fall im Vorfelde mit Ihrem behandelnden Arzt darüber sprechen. Dieser wird Ihnen zur Seite stehen und Sie angemessen für Ihre Ansprüche beraten. Fallen Sie nicht in eine dieser Gruppen, so nutzen Sie jetzt die Ihnen hier gegebenen Tipps und Infos, um für sich das Beste zu tun, Ihrem Körper Beschwerden abzunehmen und im Allgemeinen zu einem besseren Körpergefühl zu gelangen. Bleiben Sie stets am Ball, es lohnt sich.

Gewichtstagebuch

WOCHE 1

Tag	Gewicht	Umfang Taille	Umfang Hüfte	Wohlbefinden
1				
2				
3				
4				
5				
6				
7				

WOCHE 2

Tag	Gewicht	Umfang Taille	Umfang Hüfte	Wohlbefinden
1				
2				
3				
4				
5				
6				
7				

WOCHE 3

Tag	Gewicht	Umfang Taille	Umfang Hüfte	Wohlbefinden
1				
2				
3				
4				
5				
6				
7				

WOCHE 4

Tag	Gewicht	Umfang Taille	Umfang Hüfte	Wohlbefinden
1				
2				
3				
4				
5				
6				
7				

WOCHE 5

Tag	Gewicht	Umfang Taille	Umfang Hüfte	Wohlbefinden
1				
2				
3				
4				
5				
6				
7				

WOCHE 6

Tag	Gewicht	Umfang Taille	Umfang Hüfte	Wohlbefinden
1				
2				
3				
4				
5				
6				
7				

WOCHE 7

Tag	Gewicht	Umfang Taille	Umfang Hüfte	Wohlbefinden
1				
2				
3				
4				
5				
6				
7				

Wir danken Ihnen für Ihr Interesse und Ihr Vertrauen. Als Dankeschön dafür, haben wir eine besondere Überraschung. Sie möchten nachhaltig abnehmen und suchen noch nach dem richtigen Weg? Dann sind Sie bei uns genau richtig. Sie erhalten exklusive Tipps und Anregungen, damit Ihr Vorhaben gelingen kann. Das Beste: Sie erhalten diese vollkommen kostenlos. Das klingt wunderbar? Dann warten Sie nicht lange und holen Sie sich Ihr Gratis-Geschenk.

Hier geht es zu Ihrem Gratis-Geschenk:

https://forms.gle/nEkedR3Z3s923Uf6A

1. **Öffnen Sie die Kamera-App auf Ihrem Smartphone und richten Sie die Kamera auf den QR-Code.**
2. **Klicken Sie auf den Link, der Ihnen angezeigt wird und schon werden Sie zur Website weitergeleitet.**

Impressum

Herausgeber: Orbita Media Verlag GmbH & Co. KG / Ericusspitze 4 / 20457 Hamburg
Kontakt: kontakt@empireofbooks.de
Website: https://empireofbooks.de
Coverbild: Shutterstock

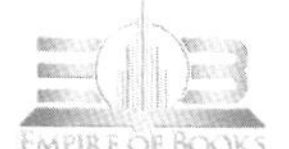

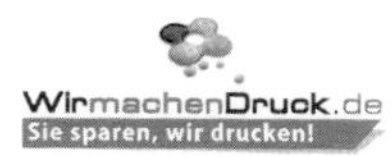